文春文庫

アトムの心臓

「ディア・ファミリー」23年間の記録

清武英利

文藝春秋

アトムの心臓「ディア・ファミリー」23年間の記録●目次

筒井家の長女　奈美の証言から　009

一章　家族の肖像
1　柔道武蔵　013
2　父の告白　026
3　命のろうそくが短いのか　033
4　アフリカ日記　045

二章　鉄の心臓を作って
1　「大丈夫だよ」　067
2　手術ができない　074
3　天国の門　087
4　「インビボって何ですの?」　096
5　意外な頑固者　104

三章　鈍感であるが故に真っ直ぐ
1　鈍感開発力　113
2　カネが尽きた　124
3　仲間たち　133
4　未知の領域　147
四章　馬の骨の執念
1　「できたぁ！」　161
2　背負って生きたい　178
3　「好きになるなよ」　186
五章　遺されたもの
1　病室の団欒　195
2　クリスマスの灯り　201
3　旅立ち　209
4　十七万人の命　217
あとがき　224

アトムの心臓

「ディア・ファミリー」23年間の記録

妹のよんちゃんは生まれつき心臓が悪くて、長くは生きられない、と言われていました。

そのよんちゃんが足手まといだ、みたいな話をする人がいて、それを翌日、家で一緒に積み木をやってるときに、急に思い出しました。

私は言いました。

「よんちゃん、絶対死なないでね。アトムみたいにさ、そういう鉄の心臓をさ、誰かに作ってもらって、絶対に一緒に生きようね」

そして妹の膝で泣いたの。

すると、妹が「なっちゃん、泣かないで」となぐさめてくれた。

妹は自分の死について何も言いませんでした。

たぶん教会で、神様の国に入れば永遠の命をもらえるとか、人は体だけではなく心で生きるみたいな、そういう言葉に救われていたのだと思います。

筒井家の長女　奈美の証言から

一章

家族の肖像

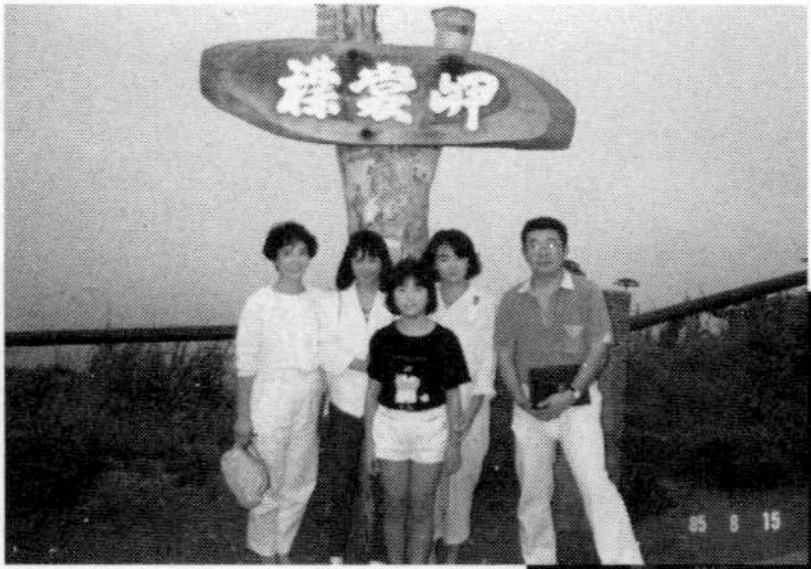

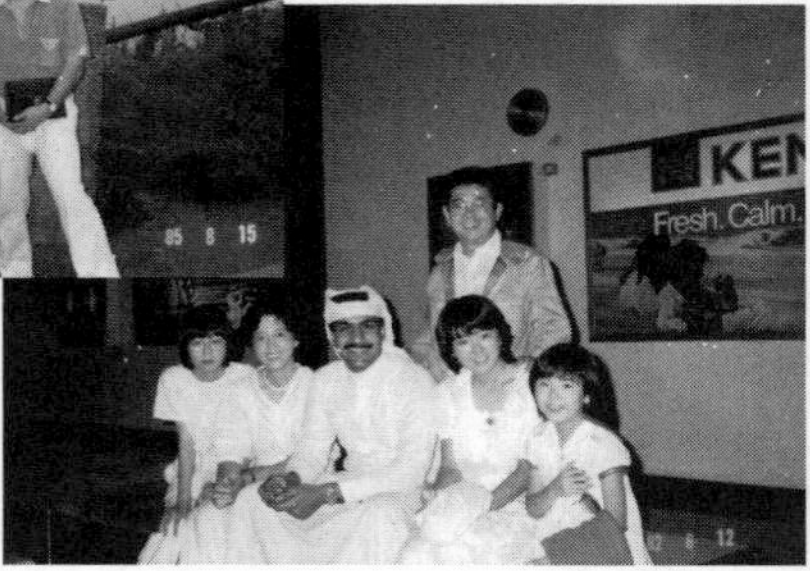

家族旅行で北海道を訪れた際の一コマ（上）。
佳美さん（下・左端）を連れて海外旅行にも。

1　柔道武蔵

筒井宣政《のぶまさ》は、名古屋市東区にある「東海高分子化学株式会社」の二代目である。社名は立派だが、三百坪の自宅の敷地に二階建ての工場兼事務所を建て、パートを含めて従業員二十五人、ビニール樹脂を加工して、ホースやビニールロープ、縄跳びひもなどを製作する町工場に過ぎない。

しかも、父親の二郎《じろう》から跡を継いだとき、会社は傾きかけていた。大学を卒業したばかり、二十二歳の彼は、それを知らされていない。だが、たとえ分かっていたとしても、やはり工場の社判を父から受け取ったことだろう。

事業継承は筒井家惣領の責務である。それに、父親のハチャメチャな――良く言えば、放縦かつ自由な生き方を眺めていて、小さくとも会社の社長になるのが夢になっていた。

彼は一九四一（昭和十六）年生まれの焼け跡世代だ。身長百六十センチ、六十五キロ。肩幅が広く、固太りで首が短い。耳が少し変形しているのは、私立東海中学に入学して以来、柔道を続けているからだ。講道館柔道四段である。

母親の日出子《ひでこ》は惚れ惚れするような美貌の持ち主だが、宣政は父に似たのか、目が小さく、童顔だ。日出子は、息子の両耳が激しい乱取りや試合の末、餃子のように潰れかけたことを悲しみ、病院で耳の手術を受けさせた。

この男には誇りとするものがあった。

それは私立東海高校二年生のとき、全国高校柔道大会団体戦で全国制覇を遂げたことである。柔道部には、後にプロレスラーとなる「サンダー杉山」が一学年上におり、三年の受験シーズンになっても柔道を続けていた。そこに加藤という巨漢の相撲部主将も加わっている。宣政が相撲部に行って兼務部員として引っ張って来たのだ。加藤が柔道の大会に出る代わりに、宣政らが相撲大会でまわしを締めたのである。

相撲大会で土俵に上がった柔道部員は審判に厳しく注意を受けた。相撲は突き押しが基本なのだが、筒井たちはパッとまわしを取るなり、上手《うわて》、下手《したて》からの派手な投げ技に挑む。それは危険だからやめなさい、という警告である。しかし、にわかの突き押しで勝てるわけがない。宣政は、

「おい、投げたらいかんという話だけど、投げなんだら俺ら負けちゃうから、みんな投げろ」

「よーし分かった」

という具合に最後まで投げ技で通し、相撲でも優勝してしまった。

東海高校は名古屋随一の中高一貫の進学校である。哲学者の梅原猛や数学者の森重文《しげふみ》、建築家の黒川紀章、元首相の海部俊樹ら、一風変わった逸材を送り出してきた。その柔道部で全国優勝するということは、文武両道を体現した猛者として、ＯＢだけでなく地元の人々の記憶に深く刻まれるのである。

その道には、立ちはだかる難敵が二人いた。

一人は父親である。中学で柔道部に入部したことを告げると、

「柔道なんかやったらいかん。やるなら剣道をやれ」

とひどく怒られ、竹刀から面、胴、小手まですべてを買い与えられた。宣政は戸籍の上は長男となっているが、兄二人が相次いで亡くなった後に、十年ぶりに誕生した、大事な跡取りだからだという。

——親に言われたからといって、そんなもん、ばかばかしくてやってられるか。

宣政は剣道部にちょっと顔を出した後、剣道着のまま、柔道部で練習をした。それから安い柔道着を自分で買ってきたが、それも内緒だったから、家には柔道着を持って帰れなかった。

練習が終わると、道着のままプールに直行して青い水に飛び込む。泳ぎながら道着に沁み込んだ汗を流すのだ。それを部室に干し、雨の日は半乾きの道着を着た。

その光景を見た水泳部員が連れ立って抗議してきた。

「柔道着で泳がんでください」

「プールって泳ぐためにあるんじゃないかい」

宣政の一言で口論になった。

「道着は困るんだ。プールの水が汚れます」

「汚れたら水を替えりゃええ」

「水泳部はあんたたちみたいに豊富に予算をもらえないんだわ」

水泳部は柔道部のように強くない。だから予算もわずかで、月に一回水を替えられるかどうかだという。

彼らを追い返した後で、宣政は「俺たちもそれなりに辛いことがあるんだ」とつぶやいた。柔道部伝統の猛練習で、高校に進むと「ゴジラ」の異名を取る柔道部師範にしごかれる日々が続いた。

本名が佐藤守直。このゴジラ佐藤が最大の難敵である。東海高校の体育科主任で、「死ぬかしらん」と思うぐらい絞り上げられるのだ。愛知県柔道連盟理事長であり、後に九段の段位に輝く愛知県柔道界の巨人である。

といっても、体重は八十キロ近くあったものの、身長は百七十センチほどしかない。もう五十歳を超えていたはずだが、鍛え上げた胸と腹が突き出し、もっこりと盛り上がった尻を振り、ゴジラのようにドスドスと歩く。面相もどこかしらゴジラを思わせ、その強さと激しさは部員を圧倒し、震え上がらせた。

超高校級で、ゴジラよりも大きいサンダー杉山が何度挑んでも投げ飛ばされる。

佐藤はいい加減に相手をしているように見えるのだ。それでいて、サンダーがあしらわれ、投げられる。大外刈り、内股、体落とし、あらゆる技で転がされ、首を絞められ、悔しさをむき出しにして泣いていた。

宣政も佐藤ゴジラと組むとドダダダーッとぶっ飛ばされる。得意の寝技に持ち込もうとすると逆に首を絞められ、よく気を失った。落とされるというやつだ。それから活を入れられる。宣政の意識が戻ると、

「お前、いま俺の頭の毛を二本抜いたな。今日はもう一回落としたるから」

そしてまた組んで落とされる。

組んでないときは竹刀を持って仁王立ち、運動場でゴジラウォークやウサギ跳びで汗をかかせてから、練習、練習、また練習。耐えに耐えさせ、

「練習さえしっかりすれば実戦であがることはない」

と言い続ける。

少しでも手を抜くと、竹刀でバーンと来る。背中や腕はミミズ腫れだ。親には「練習中に転んだ」と弁解していた。父親たちは佐藤師範の支持者で、不満を口にすると叱られるからだ。宣政は寝床で泣いていた。

「ゴジラが憎くてたまらん。殺したろか」

「隙があったらみんなで師範を絞め殺そう」

　仲間とそう話し合った。

　その佐藤は部員の学業成績が落ちてくると、東海高校の教師たちに放課後、個人授業を頼み込んだ。夏季合宿は名古屋市の建中寺に一カ月間、寝泊まりするのだが、練習が済んで寝るまでの数時間は合宿所に教師たちを集め、無料の課外授業を開いていた。

「柔道だけ強くありたいんだったら、よその学校に行け」

というのが彼の口癖である。佐藤は新米教員に対しても、

「休みはないものと思え」

　と告げていたという。

　その甲斐あってというべきか、当時の東海高校柔道部は向かうところ敵なし、連勝は六十を超え、道場には四方の壁を二回りするくらいの賞状が飾ってあった。

　チームの中で、小柄な宣政に求められたのは耐え抜く柔道である。団体戦ではポイントゲッターではなく、引き分け要員だった。

五人の団体戦で、強者相手の引き分けは勝ちに等しいのだ。次鋒か副将戦に送り出されることが多かったが、佐藤ゴジラはいつも「攻撃は最大の防御なり」と唱えているのに、宣政は「引き分けて来い」と畳に送り出される。

そう指示されると、相手が弱そうでも自分から技はかけられなかった。技をかけて万一にも裏を取られてひっくり返されたら、大変なことになってしまうからだ。

野球で言えば、ホームランを打てそうなひょろひょろピッチャー相手に、「バントせい」と指示されて、バントをしてくるようなものだ。

強者相手ならひたすら食い下がる。恥も外聞もなく、もがきながら逃げる。まったく華々しくない。しかし、全体の勝利のためには、自分を殺し、「柔能制剛（柔よく剛を制す）」を胸に、しぶとく粘り抜くしかないと思っていた。

宣政の愛読書は吉川英治《よしかわえいじ》の『宮本武蔵』である。

引き分けを指示される自分に対し、常勝の剣豪武蔵。強さも立場も異なり、彼の生きた関ケ原合戦や徳川時代はあまりにも遠い。

それでも、武蔵が虚飾を捨てて道を極めようともがき、一個の人間であったところに、宣政は魅力を感じたのである。

宣政は恋をしていた。

相手は二つ年下の箱入り娘、橋田陽子《はしだようこ》という。ほっそりとした美女である。習字、日本舞踊、ピアノをたしなんでいた。

これは真偽不明だが、某プロダクション主催のオーディションに担ぎ出された。最後に彼女と歌手のいしだあゆみが残ったらしい。

父方の祖父は神戸銀行（現・三井住友銀行）創設者の親友で銀行家、母方の祖父は大阪商工会議所の初代議員だった。父親は名古屋の貿易商だ。固い家柄だったから、その証言が本当だとしても、芸能界入りが認められるわけがなかった。

両親は人を悪しざまに言うことのない人たちだ。彼女の言葉を借りると、名家の血筋を引く「お坊ちゃまとお嬢ちゃま」である。

陽子自身も名古屋の名門女子校である私立金城学院に通い、中学から高校、そして短大を卒業するまでの八年間、キリスト教精神に培われた品位と尊厳を躾けられている。愛読書は聖書である。悩んだり苦しんだりすると、救済を求めて聖書を開き、赤線を引いて読んだ。

この二人をつないだのは宣政の妹で、陽子の同級生だった絢子《あやこ》である。ある日、陽子はその絢子から声をかけられる。

「今度、徳川園に遊びに行かない？」

徳川園は宣政の住む名古屋市東区の徳川町にある。尾張徳川家の旧邸宅と庭を約七千坪の公園に改装した日本庭園で、陽子は約束通り、園内の名古屋市蓬左文《ほうさぶん》庫《こ》の前に行った。

そこにずんぐりとして短髪の胸の厚い男が立っていた。夏休みで帰省中の宣政だ。彼は妹から、

「ちょっと徳川園まで来てくれん」

と呼び出されている。兄を陽子に引き合わせると、絢子は「私はちょっと家に寄って来るね」と消えてしまった。

色白でぱっちりとした瞳を見た瞬間、宣政はいちころで惚れた。

彼は一貫教育の男子校である東海中学、東海高校から、兵庫県の関西学院大学経済学部に進み、四年生になっていた。大学は共学だが経済学部に女性はほとん

どいなかった。ずっと男ばかりに囲まれ、女性と話をしたこともなかった。

その日は確かに緑の広大な公園と池の周りをめぐりながら話したのだ。だが、二人とも何を話したのか全く覚えていない。陽子の心に残ったのは、宣政の恰幅の良さとつぶらな眼だけだ。その眼は笑うともっと小さくなった。

次の日、宣政がいきなり陽子の家にやって来た。陽子はびっくりした。

「妹に住所を聞いたんだわ」

頭をかいている。追い返すわけにもいかないので、上がってもらった。

翌日も、その次の日も、彼はやってきた。外出先から帰ると、

「お母さんに上げてもらったよ」

と言って口角を上げ、リビングでお茶を飲んでいたこともあった。

柔道の極意は「押さば引け、引かば押せ」である。相手の動きに合わせ、力を利用して投げ飛ばすのだ。だが、のぼせ上がった宣政は、「押さば押せ、引かば押せ」の押し相撲だ。

やがて、「陽子の家にむくつけき学生が入り浸っている」という噂が陽子の親戚の間に流れる。それを知った叔母たちは呆れ、怒った。

「あれだけ来られたら、あなた、他のお話がなくなるわよ。『学校をご卒業なさったら、うちの息子の嫁にお迎えしたい』とお待ちの方が何人もいるのよ」

陽子は泣きたくなった。

「でも、いやだと言っても、来るんだもの」

恥ずかしい思いをしているのは自分の方なのだ。彼女は乳母日傘《おんばひがさ》で育てられ、少し浮世離れしたところがあった。

それから二年間、彼女は追いかけ回された。

陽子は短大を卒業すると、叔父が支店長を務める東京銀行名古屋支店に就職し、秘書として働き始める。

一方の宣政は大学卒業後、名古屋に戻り、父親の東海高分子化学に就職している。すると宣政は車で陽子を待ち伏せるようになった。それは彼女の退勤時だったり、英語教室の終了後だったりした。

すぐに銀行中の噂になる。だが、彼はかまわない。

陽子に見合い話があると聞けば、

「あんな男と付き合ったら、ろくなことにならん」

おためごかしに告げ、言い寄る男がいると、

「そいつは近づけたらいかん。僕と一緒になろう」

と迫り、とうとう根負けさせた。

結婚にこぎつけたのは一九六六年四月二十九日のことである。柔道で鍛えたしぶとさは初恋を成就させたのだ。

ここにきて、「自分の信じたことをコツコツとやり抜けば、必ず良い結果となる」という宣政の信念はますます固いものとなった。

2　父の告白

それは新婚旅行から帰国した春の夜のことだった。

東南アジアを旅して羽田空港に降り立つと、両親が空港に来ていた。到着ロビーで新婚夫婦は顔を見合わせた。

――仕事で忙しい親父まで、なぜ迎えに来てるんだろう。

どうも妙だ。変なことが起きなければいいな、と思っていると、父親の二郎に銀座の寿司屋に連れて行かれた。小声で、

「ノブマサ、ちょっとこっちに来てみてくれ」

隅に呼ばれて耳打ちされた。

「実はな、引っかかったわ。千六百万ぐらい」

取引先が倒産し、受け取っていた手形が不渡りになったというのである。

「えっ！」。思わず声が出た。

父親の告白はそれだけではない。借金はこれを含め一億五千万円近くもあるという。消費者物価指数をもとにすると、いまの約六億円、彼の実感では十億円近い借財である。耳元でシンバルでも叩かれたような衝撃だった。

父親の東海高分子化学は一時、大儲けしたのだが、そのころの最終利益は毎年二百万円ほどしかなかった。

――一億五千万円といえば、うちのもうけの七十五年分やないか。こりゃあ、百歳近くにならんと返しきらんな。

宣政は五人きょうだいの三番目だが、前述のように兄二人は幼いころに亡くなっている。戦後の新戸籍の下で長男として記載され、妹の下に弟がいた。昔は、家長と長男の権威は絶対的なもので、家族で玄関から入ってくることができるのは父親の二郎と宣政だけだった。

母親や妹、弟は脇の内玄関から、使用人や岡持ちを提げた蕎麦屋などは、もう一つ奥の勝手口からしか入れないしきたりがあった。

てくる。

だが、こうした窮地になると、負債のすべては惣領である彼に重くのしかかっ

そういえば、思い当たることがいくつかあった。

初めの約束では、大学を卒業すると、大阪・心斎橋にある知り合いの商事会社に勤め、一人前になって戻って来ることになっていた。

ところが、卒業間際に突然、

「丁稚奉公に行かなくてもいいから帰ってこい」

と父が言い出したのだ。不思議だなあ、と思った。どうやら、その時点でかなりの借財があり、一人ではどうともならん、と考えていたようだ。

帰省するたびに、父は宣政に運転させ、頻繁に銀行に通うようになっていた。二郎は免許もないのに日産の高級車であるセドリックを買い、宣政を運転手代わりに使っていた。

「どうしてこんなに毎日、毎日、金融機関を回るのか」

そう思ったときがあった。午前と午後の二回、銀行に通った日もあったのだ。

父によると、筒井家は伊賀上野藩主だった筒井伊賀守定次の一族で、本能寺の

変が起きたとき、徳川家康の伊賀越えに助勢して、三河へと落ちのびさせたのだという。

二郎は百六十センチに満たない小兵だが、どこか豪傑の野性と放埒な血を感じさせる。おおらかで見栄坊、頼られるとイヤとは言えぬお人好しだ。そのために、借金の保証人を頼まれると次々に引き受けていた。

戦前は、名古屋初のレコード会社である「アサヒ蓄音器商会」を引き継ぎ、大儲けした。浪曲師・広沢虎造や芸者歌手の美《み》ち奴《やっこ》のレコードを発売し、一九三二年の五・一五事件をドラマにしたドキュメントレコード「五・一五事件血涙の法廷」を出して発売禁止処分を食らったらしい。

家には始終、芸能人が出入りしていた。やがてレコード会社をたたみ、飛行機のパッキンなどを作っていた。

戦争が終わると、ビニール素材のハンドバッグやチューブ類、縄跳びのひもを作って、儲かれば「飲めや歌え」で散財した。男冥利に尽きるベンチャー人生だったのである。

ギラギラした明治男でもある。女性に頼られると、これまた首を横に振ることができない。女性の面倒も見ていて、その男女の事情を知らないまま、彼女を住まわせた家に、宣政は父親を車で送り届けていた。金満の社長に二号さんがいるのは当たり前、といった雰囲気の時代ではあった。

やがてそれが母親にばれた。

母は二郎の十歳年下だが、自分で何十軒という貸家を抱える美貌の事業家でもある。芯が強く自尊心に満ちていた。

「男なんてのは、どうしようもない生き物だ。親父もあんたも同じ穴のムジナだ」

そうとっちめられ、しばらく口もきいてもらえなかった。

だが事業家として見ると、二郎はなかなかのアイデアマンではあったのだ。何かをキャッチすることが実に早い。戦前のレコード会社経営が良い例で、問題はそれ一筋で生きていくことにすぐに飽きがくることだった。

よそに真似されたりすると、後はそっちにやらせておけばいい、俺は次のものをやる、という風に脇に逸れていく。継続力に欠けた。

その派手で金を出し惜しみしない経営がこのころ、次々と裏目に出ていた。金

の工面にも疲れ、年貢の納め時だと思ったのだろう。それで新婚早々の宣政に、

「もう俺はやらんから社長をやってくれ」

と弱音を吐いたというわけだ。その後も「社長」と呼ばれ続けたのは、宣政が、

「親父が創設者なんだから、つぶれようとどうしようと、最後まで社長をしとればいいじゃないか」

と言ったからである。

ただ、工場の窮状は隠しようもない。社員は給料もまともに払えない会社を次々に辞め、十五人ほどが残った。

宣政は平社員のままではいられず、へたり込んだ二郎に代わって、専務の肩書で会社再建の旗を掲げて、金策と原料確保に走る。

だが、銀行は貸してくれなかった。

——こうなったら腹を据えて、なんとかかんとか凌いでいくしかない。オヤジを騙したような奴らなら、騙さなしようがない。

そう思い始める。ある取引先に行って、

「ものすごく売れる商品があります」

と原料を大量に入れる。それで決済の段になって、

「いまは金を払えません。少し待って下さい」

と頭を下げる。金融機関や商社に行く。もうこれ以上は貸せない、と言われれば、

「金を貸さんなら、うちは明日つぶれるよ。これで終わりだわね。じゃあ、さいなら」

開き直ったふりをする。東海高分子化学が倒産したら取引先も深手を負うのが分かっているから、「まあ、ちょっと待ってくれ」と相手が言い出すのを待っているのだ。

それでわずかでも資金を融通してもらう。仕入れて簡単に払わず、借りてなかなか返さない。

——払えんこと分かってても、やらんとしょうがないわ。

と自分に言い聞かせた。そんな鬼のような所業が長くは続かないことはよく分かっていた。

一発逆転満塁ホームランを打たないと話にならないのだ。

3　命のろうそくが短いのか

それでも宣政は運を持っていた。日本は高度成長の途上にあったし、三人の女児に恵まれたからである。

結婚した翌年の一九六七年八月に生まれたのが、ゴムまりのようにふっくらとした奈美《なみ》。佐良直美《さがらなおみ》の『世界は二人のために』がヒットした年だ。人好きのする笑顔を振りまき、みんなに「なっちゃん」と呼ばれた。

十カ月後に二女の佳美《よしみ》が誕生する。愛称は「よんちゃん」。街にはザ・タイガースの『花の首飾り』や、ピンキーとキラーズの『恋の季節』のレコード曲が流れていた。

そして、佳美が生を受けてから六年後、三女の寿美《すみ》が家族の一員に加わる。ふだんは「すみちゃん」と呼ばれているが、お茶目なので、奈美には時々、「スミー！」と叱られている。

いずれも母親譲りのぱっちりとした眼を持ち、整った顔立ちである。長女は宣政が、二女は陽子が、三女の寿美は二郎が名付けた。何でも二郎が好きだった女性の名前らしい。

三人共に祝福された生だったが、中でも佳美の人生は、羅針盤のように筒井一家の行く先を示し、照らし続けた。

そのときのことを宣政はいつまでも忘れなかった。

佳美を早産した陽子を名古屋の病院のベッドに休ませた直後だった。産婦人科医は宣政を新生児室に呼んで、

「赤ちゃんの心臓がひどく悪いですよ」

と聴診器を手渡した。宣政は二十六歳になっている。

「雑音がしますから。これを心臓のところに当てて聞いてみてください」

聴診器を当てて耳を澄ます。すると、「カックンコ、カックンコ」と波打つ心音の合間に、「ザザザ、ザザザザッ」という音がはっきりと聞こえた。

――なんだろう。空気が抜けているような音だ。

心臓の音に異常があることは素人にも分かった。

「佳美ちゃんは長く持たないかもしれません」

医師の声を、彼は茫然と聞いた。

この子は命のろうそくが短いのか。

しかも、新生児なので精密検査に体が耐えられないという。心臓外科医によると、おおむね九歳、体重が二十キロを超えるころまでは機器やメスを入れて調べるのは難しいと告げられた。

心臓に難病を抱え、明日をも約束されない赤子なのに、成長を待つしかないのだ。


少し大きくなると、走ることもできない佳美は陽子に「なんでこんな風に生まれちゃったんだろう」と言うようになった。

「お母さん、ごめんね」

という小さな声が震えている。そばで聞いていた姉の奈美の胸に哀しさが押し

寄せて、涙が止まらなくなった。すると、佳美が、

「なっちゃん、泣かないで」

と手にしていたハンカチで奈美の目を拭った。

そのとき陽子は、私が治してあげる、と強く思った。

きっと何とかなる。佳美の心臓の中がどうなっているのか分からないことが、かえって救いになった。自分は不安におびえない人間だし、手元には聖書がある。

何事もなければ、陽子は名古屋の中小企業経営者の令夫人として、ありふれた人生を過ごしていたことだろう。だが、医者に宣告された二十四歳のそのときに、陽子は静かでおっとりとした人生に別れを告げたのだ。

心の奥底に阿修羅《あしゅら》のようなものを住まわせて生きなければならなくなったからである。阿修羅とは仏教でいう戦闘神のことである。

宣政は借金と佳美の難病という二つの痛みを抱え、名古屋や大阪の大手商社を歩いていた。

——とりあえず、借金だけでも打開策はないものか。佳美の治療費も稼いでお

かんとなあ。

じりじりと下半身に這い上がって来る焦りを感じながら、宣政はその日、繊維や化学品に強い中堅商社の名古屋担当者に相談した。

「うちの会社は詐欺に引っかかって、いま大変なんです。なんかいい仕事、バーッとこう売れる仕事ありませんか」

まるで雲をつかむような話である。三井物産や三菱商事などにも持ちかけ、軽くあしらわれていた。ところがその担当者だけは話をきちんと聞いてくれて、こう言った。

「筒井さん、アフリカの人々の頭の毛を縛るひもを作ったら、ものすごい売れるよ」

「ひもって何ですか」

「ほら、アフリカの人は髪が縮れているでしょう。その縮れ髪を何十本か、小さくまとめて結わえるひもだよ。これが一人の頭髪に何十本も必要になるんだわ。それを作ったら売れるよ」

「いま、向こうの人たちはどうしとるの？」

「木綿糸で縛っているんだ」

それを聞いて、ちょっと膨らんだ期待がたちまちしぼんだ。

「木綿糸でやっとったら、僕が作ることないがね」

すると彼が、いやいや、という風に首を振り、自分の髪をつまんで言葉を続けた。

「違うんだよ。木綿糸だと、こう縛って結わえるのはええんだけど、十分とか十五分とか、時間が経たんうちに汗をかいたり、脂が出てきたりする。そしたら、ツルリと髪からずれちゃうんだって。ゴムみたいに引っ張りがきかんからね。かといって、輪ゴムでは髪がゴテゴテになっちゃってだめなんだわ」

ゴテゴテとは名古屋弁で、髪がぼってりと丸まってしまうことを意味する。だからそれに代わる良いものを作ってくれたら、ものすごく売れるよ、というのだ。

しかし、貧しい人相手に売るんだろうから、髪結いひも一本当たり一銭か二銭、一人百本買ってくれたとしても一円の世界だ、という話になり、

「儲からんし、そんなものは作れへんわ」

と言って、宣政は帰って来た。

そして、ベッドに横になって、つらつらと考えてみる。

——ビニールひもを作ってきたうちの会社だったら、ビニールに可塑剤《かそざい》と液体安定剤なんかを混ぜれば、髪専用の結《ゆ》いひもができるんじゃないか。それにあれとあれを加えれば、木綿糸に代わる良いものができるかもしれん。

中小企業は、社長が一人何役もこなさなければならない。商談や金策だけでなく、機械を回すのを手伝ったり、材料を仕入れたりしているうちに、経済学部出の彼もビニール製品の作り方や材料の特性が分かるようになっていた。

翌日から工場の隅であれこれ調合してみた。社員の助言も聞き、試行錯誤しているうちに、特殊なビニール製の結いひもが出来上がった。

長さ五十センチほどで、ぐいぐい伸ばすと一メートルぐらいになる。髪の毛を数十本まとめ、そこにこのひもをぐるぐると巻きつけると、痛みも緩みもなく、小さな花が立ち上がったようにまとまる。風通しも良い。

そのうえ、汗や脂が出てくるとだんだんと縮まっていくので、使い勝手がいい。一本当たり一銭か二銭ぐらいだから、子供から女性にいたるまで誰でも使える。これを高いという人は誰もいないだろう。

——アフリカには何十億人という女性がいるんだから、一人当たり百本、一円相当ずつ買ってもらえば何十億円の儲けじゃないか。

そう考え直して、ヒントをくれた中堅商社の担当者のもとに走った。

「ものすごくいいもんだで、アフリカに行って売ってきてくれませんか」

「いやいや、うちが直接、売りに行くことはできませんよ」

そんな会話を交わし、がっかりして別の商社を回って売り込んだが、答えは同じだった。最後に学校の先輩がいる大手商社でこんな説明を受けた。

「言いにくいことですが、大商社はそんなものは扱いません。ものすごく売れているというなら別ですが、これから売れるか売れないか分からないようなものはやりません。どの商社に行こうと無駄な話ですよ」

宣政はあくまで粘り腰だ。

「いや、これはすごいんですよ。何とか扱っていただけませんか」

やり取りをしているうちに、根負けした相手が「それほど熱心に言われるなら」と、大阪の丼池筋《どぶいけすじ》、神戸の三宮、元町界隈のインド商社やアフリカへの商品を扱う小さな商社を紹介してくれた。

「カネのないときに、またまた出て行かないかんのか」。そう思いながら歩いた。

そして最後に、ダイクヤという三人ほどで営んでいる貿易商社に立ち寄った。

五十がらみの実直そうな人が出てきて、

「あんたが行くっていうんだったら、協力するわ」

「えーっ」と声が出た。

「僕はモノは作れるけど、商社みたいなことはできん。売り方もしらんし、だいたい英語ができんわ」

初対面の人ともすぐに打ち解け、友達のように言葉を交わすことができるのが宣政の取り柄である。しばらく、「できん」「行け」と言い合っているうちに、彼は熱意を測るかのように、宣政の眼を見つめた。

「あんたが行かなあかん。こんだけ熱心なら、うまくいくかもしれんわ。あんたが行けば応援をするよ」

「そうか、自分で売り込むということか、英語もできんのに」とつぶやきながら、名古屋に帰った。夜、ベッドに寝転んで再び考えに落ちた。

――アフリカに行かなんだら、借金返済まで七十五年、孫子の代までかかる。

佳美の治療費も出せん。しかし、行ってひょっとして売れたら、逆転ホームランだ。成功の確率は低いが、やってみるしかない。

けれども、英語が話せない現実に変わりはなかった。学校に行く時間もない。こんなときに尾張人特有の気質が出る。独立心が強く、しぶとくてガメつい。目的のためなら恰好を気にせず、ひたすら直進する。

よし、基本的な実践英語だけ覚えていこう、と思い立って、宣政は土、日になると、ホテルナゴヤキャッスルに通った。そこは名古屋城を一望する豪華ホテルで、トヨタ自動車やデンソーを始め、愛知の大企業を訪れる外国人が泊まっていた。商談の合間にロビーやティーラウンジでくつろぐ外国人に会話を挑むのである。

初めのころは、いきなり「What's your name?」と尋ねてひどく叱られたりした。自分の名前も名乗らずに人の名前を聞くのは無礼だ、というのである。それで、

「How are you?（ご機嫌いかがですか）」

「It's nice weather（いい天気ですね）」

「Where are you from?（どこから来たんですか）」

ぐらいを覚えて、あとは身振り手振り、度胸任せで会話を続けた。少し慣れてくると、率直に、

「実はビジネスでアフリカに行かなければならないのだが、英語が全然だめなので、話をしてくれないか」

と打ち明け、初対面のビジネスマンたちに即席の英語教師になってもらった。

それから半年後の一九七一年六月、宣政は大阪国際空港からアフリカに向けて一人で飛び立った。日程は二カ月半である。

まずは、西アフリカ最大の商業都市ラゴスへ。英領植民地から第二次世界大戦後に独立を果たしたナイジェリア連邦共和国の首都（その後、アブジャへ遷都）だ。石油埋蔵量の豊富なこの国では、東部の独立派と政府軍の独立戦争が一年半前にようやく終結していた。「ビアフラ戦争」と呼ばれたこの内戦では、二百万人以上の国民が飢餓、病気、戦争で死亡したと報じられた。飢えて骨と皮に痩せ細った子供たちの写真は世界中に流され、「ビアフラ」の名は飢餓の代名詞となっ

ていた。

戦火の余燼と傷がまだ消えやらぬその国へ、宣政は己の度胸を頼みにして、髪結いひもを売り込むのだ。

「この旅行は父親の借金を返すため、佳美の治療費のため、家族のためだ」

何度も何度も自分にそう言い聞かせた。

両親と妻、子供たちが、空港まで見送りに来た。三つになる佳美が陽子に抱かれている。その姿に、「長くは生きられない」という医師の言葉が蘇り、手ぶらでは戻れないと改めて思った。

4　アフリカ日記

——俺はとうとう来てしまった。

ラゴス国際空港（現・ムルタラ・モハンマド国際空港）は、英語や初めて聞く現地語が氾濫し、宣政を取り巻いていた。試合場に送り出されたときのように、緊張して出口を見つめた。ナイジェリア最大の国際空港であり、彼の戦場へと導くゲートだった。

長い旅だった。大阪国際空港を出発して、テヘラン、ローマ経由のフライトだったが、テヘランで機体トラブルがあり出発が遅れた。ローマに着いた時には予定の飛行機が出てしまっていた。片言の英語で尋ねると、次の便は二日後だという。

胸の財布には、現金で千ドル、トラベラーズチェックで二千ドル、計三千ドル（一ドル三百六十円＝百八万円）しかない。ホテルに泊まると、金がかかるから、空港の硬い木の長椅子で寝た。

荷物を盗まれてはお終いだから、着たきりの黒い背広に長袖ワイシャツ、銀色のネクタイを締めたまま、ビニール結いひもの見本を詰めたキャリーバッグを枕にして寝た。ワイシャツが汚れたらどこかで洗って乾かせばいい、と思っていた。朝起きると、コーヒーハウスが開く。細長いロールパンにソーセージを挟んだものに、ケチャップをかけ辛子をたっぷりつけて、コーヒーかコーラを飲む。朝も昼も晩も同じものを食べてじっと飛行機を待った。ポケットにはパスポートとタバコとマッチ。

そして、二日遅れでナイジェリア最大の都市にたどり着いた。それからの彼の炎熱商戦を、宣政のメモをもとに再現してみる。

六月〇日

「現地の代理人」として、日本で紹介してもらったアデーミー社長と会う。深く暗い紫檀材のような肌を持つナイジェリア人だ。身長は百八十センチぐらいだが、ずんぐりとした筋肉質の身体つきで、柔道をやらせても強そうだ。英語と現地語が分かるので、彼に付いていけば、商談もはかどるだろう。

早速、青空マーケットに連れて行ってもらった。築地みたいな感じだ。一メートルほどの高さがある帽子をかぶったおばさんがいる。

「あれがマーケットマミーだ」

と、アデーミーは言う。彼女がマーケットを取り仕切る存在らしい。市場に関わる情報をすべて持っているという。高い帽子は目印だそうだ。

うちの結いひもを早くここに並べたい。

六月×日

アデーミーは、俺が持ってきたビニールひもに目もくれない。話が進まない。ホテル代だけで、だいぶ金が出て行ってしまった。一円でも無駄に使うわけにはいかない。何とか節約して食いつながなければいけない。その間に売れるだけ売る。何とかして金を稼いで、陽子たちのもとに戻るぞ。

ナイジェリアは、アフリカ最大の産油国だ。まずは豊かなこの国を開拓して、販路を広げたい。

六月△日

まったく売れずに一週間が経った。そもそも、うまくビジネスの話にならない。キャッスルホテルで鍛えた英語は通じているはずなのに、世間話で終わってしまう。アデーミーはあちこちに連れて行ってくれるが、どうも商売の話をうまくさせてもらえない。鞄からサンプルを出そうとすると、パッと話を切り替えられる。

「俺は、隣の街に釣り具を売りに行くけど、ついてくるか」

仕方がないからついていくが、向こうが現地語で商談をするのを、隣で聞いているだけだ。みんな逞しい。背広の上からも筋骨隆々、まるでゴリラのような体格のサラリーマンもいた。話が通じないので、彼らの筋肉と仕事振りをただ見ている。ここで踏ん張るしかないのだが。

この周辺でカネがあるのはナイジェリアだけだそうだ。カメルーン、トーゴ、セネガルなど、十カ国ぐらいに市場はあるがカネがない。彼らは物々交換で決済をする。

まずはアデーミーを抱き込むしかない。その後、彼らに頼めば、カメルーンでもどこでも行って商売をしてくれるはずだ。

「周辺国との取引は、アデーミー、あんたに任せたい」と俺は訴えたいのだが、アデーミーにその話をしようとすると、いつもはぐらかされてしまう。

食うもの、飲むものにも注意しなきゃいけない。生水なんてもってのほかだ。黄熱病にコレラ、マラリア、梅毒……いろんな病気が怖かった。瓶入りコーラぐらいしか安心して口にできるものがない。今日はアデーミーが茶を出してくれたが、「Thank you」とだけ言って口をつけなかったら、機嫌を損ねてしまった。

どうすればいいのか。

考えてみれば、同じ飯も食わず、水も飲まず、仲間になれるわけもないじゃないか。

六月○日

一緒に踊ってきた。酋長の妻の葬式に出てきたのだ。町を挙げての葬式だった。

名古屋でいえば、徳川園で葬式をやるようなものだろう。

アデーミーの会社に行ったら、

「葬式に出るから、しばらく事務所をクローズする」

「二日ぐらいですか」

と尋ねると、「一週間はかかる」という。

「お前はその間、ほかの国に行ってもいいぞ」

そう言われても、ナイジェリア国外に出ては商売にはならない。何も売れずに一週間以上も過ぎている。社長不在でもう一週間、売り込みにまわっても、やはり何も売れないだろう。弱り果てて、「私も葬式に出ます」と言うと、アデーミーは「そうか」と言ってニコッと白い歯を見せた。

そして、倉庫から幅広の袖が特徴的な丹色《にいろ》のローブと帽子を持ってきて、葬式でこれを着ろと言う。ワイシャツ、ネクタイの上に、鮮やかなダブダブのそのローブをまとって畏まった。

葬式は炎天下で賑やかに営まれている。広場にドンドンドン、バチバチバチという太鼓や打楽器の音楽が激しく響き渡る。ジャズの源流なのだろうか、腹を突き上げ、弾けるような世界だ。それに合わせて、みんなが酔ったように踊っていた。

帽子とローブは暑くてたまらない。喉が渇く。だが、現地のものを飲み食いしてはいけないのだ。そう言い聞かせて、我慢を続けた。

そこへ、女の子が椰子の実を半分に切ったものを持ってきた。中に乳白色のカルピスのような飲み物が入っている。椰子のジュースだろう。ゴクッと喉が鳴った。これは自然のものだから、たぶん大丈夫だろう。柔道で鍛えた俺の体なら丈夫なはずだ、と自分に言い訳をした。

「それを、私にもください」

手まねでも注文した。それを受け取り、カーッと飲み干した。さっぱりとした飲み口の中に甘みがあって、美味い。もっと、もっと、と一気に飲んだ。なんだかいい気分だ。聞くと、ジュースではなく、椰子の実を発酵させた酒だという。

酔っぱらった俺は、気が大きくなり、

「食べ物も持ってきてくれ！」

と言った。ざるいっぱいに出てきたものを見ると、デンデン虫だ。町中にはい回ってるのを拾い集めて、塩ゆでにしてある。恐る恐る手でつかんで食べると、アワビみたいにコリコリして、美味い。

なんだ、いけるじゃないか。

隣にあった肉も食った。蒸してあったそれは、蟹みそやウニのように、口の中でとろけた。美味い、美味い、と食べていると、アデーミーが言う。

「お前がいま食べたのは、猿の脳みそだぞ」

驚いたが、食べちまったものはしょうがない。

飲んで、食べて、踊って、いい気持ちだった。

俺は、葬式で踊るためにアフリカまで来たわけではないけれども……。

六月△日

どえらいことがあった。

会社に行くと、アデーミーが、ずんぐりむっくりした巨体を揺すりながら、満面の笑みで出迎えてくれた。

「お前が葬式に出てくれたおかげで、すごく雰囲気が良かったよ。ありがとう。

飲め」

新品のシーバスリーガルを持ってきて、乾杯をする。グラスは一つしかないから、交互に口をつけた。この間の葬式で散々飲み食いはしたので、もう怖いものはない。

そう思っていたら、アデーミーが突然、ブルブルと震えだした。

「どうした？」

「寒い」

と言う。赤道近くのここで、太陽は真上にある。俺は暑いぐらいだ。どうして寒いんだ、と聞くと、アデーミーは笑った。

「実は俺、マラリアなんだ」

「えー？」

手に持ったコップをじっと見た。口をつけてしまっている。俺もマラリアにかかったのだろうか。マラリアには予防薬があるが、俺は薬を飲んでいない。ローマに着いたら薬局に行こうと思っていたが、機体トラブルがあって空港で寝泊まりしている間にすっかり忘れてしまっていた。

呆然としていると、アデーミーは言う。

「俺とお前がキスをしても、うつりはしないよ」

マラリアは蚊が媒介すると分かっていても、にわかには信じられなかった。

七月〇日

道が開けた！　幸運がやってきた！

まず、俺はマラリアにはならなかったようだ。

そして、ようやく進展があった。アデーミーが商売の話を聞いてくれたのだ。

「お前、何をしにアフリカに来たんだ？」

と、アデーミーは聞く。

「最初の一週間、お前は何もしないで、会社に来て俺のあとをついてきただけだな。二週目は、葬式に出て、踊って飲んで食べてどんちゃん騒ぎ。一体、何しに来たんだ？」

これはチャンスと思い、「これを売りに来たんだ」と鞄から改めて商品をテーブルに出した。

「頭の毛をしばるのに、すごくいいやつを作ったんだ。ビニールだから伸びるし、木綿糸みたいにはずれない」

そう力説するが、

「そんなもの、俺に聞いたって分からん」

アデーミーは素っ気ない。

「前も言ったようにマーケットマミーに聞かなきゃ」

「もういっぺん連れてってくれ」

身を乗り出し、大きな瞳をじっと見つめる。

「今から行こうか」

とアデーミーが車を出してくれた。とりわけ背の高い帽子をかぶったおばさんを見つけ出し、アデーミーに通訳してもらいながら、商品の説明をした。

「このビニールひもを引っ張って伸ばします。ほら一メートルほども。木綿のように細くなります。ゴムではないから、手を放しても縮んでしまうことはありません。これで髪を縛ると、木綿糸のように汗や皮脂で滑ってほどけてしまうこともありません。かえって締まるので、ちょうど良い具合に使えるんです」

俺は必死だった。ここが最後のチャンスかもしれない。マーケットマミーは商品を手に取ると、実際に自分の髪を縛っていく。その目が輝いた。

「これ、すごくいいじゃない」

汗をかいてもひもが取れない、というところが評価されたようだ。

アデーミーが言った。

「売れるか売れないかは、マーケットマミーにしか分からないよ」

その女性にお墨付きをもらったのだ。明日からまた売り込みにいこう。

七月〇日

売れた！　売れた！　売れた！

あれから、あちこちのマーケットを回ったが、注文が殺到した。一週間で、五年分は注文を取っただろう。

ナイジェリアの女性はおしゃれだと聞いていた。貧しくても髪の手入れにはこだわる女性が多く、大都市のラゴスは特に、アフリカの流行を牽引するファッションの大都市だ、という人もいた。その通りだ。そして、ここでも髪は女の命なのだ。

俺の髪結いひもは、手軽に髪のおしゃれを楽しむ道具として受け入れられそうだ。

これは俺しか作ってない。だから独占販売だ。そこに気が付く人やアフリカに売りに行く人がいなかっただけなのだ。

これならいけるぞ。

×　×　×

宣政の旅は続く。道連れはキャリーバッグ一つだ。ナイジェリアに続いて、南アフリカの立法上の首都・ケープタウンに降り立った。

驚いたのは寒かったことと、予想以上に人種差別が激しかったことだ。ホテルも、レストランも、電車も、白人と黒人で分けられている。日本人は白人の方に分けられるらしい。公園でベンチに座っていたら、白人に「黒人の座る椅子に座るな」と怒られてしまった。そして、黒人のバイヤーにはこう宣告された。

「俺はお前とは仲間じゃない、商売の話はまったくできない」

そうか、ここでは仲間になれないのか。商売は難しいのだ。

次はローデシア（現・ジンバブエ）、さらにマラウイ、ケニア。さらにスーダンに足を伸ばそうとして、クーデターに遭遇しかけた。ケニアの空港でスーダンに向かおうとしたそのとき、クーデターが起きていることが分かったのだ。飛行機でローマに逃げ、そこからスーダンのバイヤーに電話を入れた。

「もう、行かないよ。この足でベイルート経由でインドを回って帰る」

すると、電話口から「お前は何を言っているんだ」という声が聞こえた。日本商人の訪問を楽しみにしていたらしい。懇々と諭すような口調である。

「お前は一生に一度、アフリカに来るか来ないかの機会にあるんだろう。そこまで来ていて何だ。もうクーデターは収まっているから、とにかく来い」

日本男児のくせにだらしないぞ、と言われているような気がした。試合場まで来ているのに出場せずに帰るのか。そんな気持ちが湧いてきた。

そうだ、もっともっと稼がなくてはいけないのだ。

だが、スーダン民主共和国のハルツーム国際空港に降りて仰天した。空港は兵士らが目を光らせ、黒光りする機関銃で威嚇し、手を挙げさせて手荷物を検査した。

一九七一年七月十九日に起きた左派将校によるクーデターの直後だったらしい。クーデターで成立した革命政権は三日後の反クーデターで覆されたが、宣政はその渦中にスーダンに飛び込んでいたのだ。

彼は破壊された政府施設を見に行った。壁は血だらけだった。どちらに転ぶか分からない動乱の地に立って、「俺は日本から髪結いひもを売りに来たのだ」と言って信じてもらえるだろうか、と思ったりした。

街を歩くと、何事もなかったかのように賑やかで、人々は優しかった。市場で輝くような女性の笑顔を見ていると、騙されるものか、と張り詰めた気持ちが緩んでくる。

そこから、エジプトのカイロ、インドのボンベイ（現・ムンバイ）、シンガポール、タイ、香港などを回って商談を重ねた。「お前は何を言っているのか分からない」と相手にされなかったり、さっぱり売れなかったり、不当な差別を受けたり、空港でスパイに間違われたり……夢中で駆け回った国はアフリカなど十数カ国、初年度は一億円ほど売り上げていた。これが年を追うごとに増えて、それまで六千万円程度の年商が五、六億円に跳ね上がった。

日本に戻ってきたとき、二カ月半をよく耐えたぞ、と思った。

自ら技はかけず、ひたすら耐え抜く自分の柔道だ。佐藤師範にしごき抜かれ、どんなことでも耐えられるようになっていたことを初めて、ありがたい、と思った。ゴジラ師範に深く感謝した。

大阪国際空港には陽子や佳美たちが待っていた。ずっと英語を使っていたので、「I'm finally back（とうとう帰って来たよ）」「Long time no see（ひさしぶりだな）」という言葉がすんなり出た。

「英語うまくなったねえ」

という陽子の笑い顔が嬉しかった。

「どうだった？」という彼女の言葉に、宣政はギラギラした目で言った。

「話せば長い。一週間は聞いてもらわんとな」

ただ一つの誤算は、母日出子への土産だった。妻には小さなダイヤの指輪、母にはそこそこの時計を買って来たのだ。宣政が自宅に落ち着いて、母、父、妹、兄弟の順番に土産を渡していると、日出子が言った。

「あんた、肝心のヨウコちゃんのお土産は？」

「それは後からにするわ」

日出子はどうもその態度がおかしい、と思ったらしい。

「見せなさい」

ぴしゃりと言われてしまった。父親の浮気が見つかり、「あんたも同じ穴のムジナだ」ととっちめられて以来、宣政は日出子が苦手だ。

――しまった！　ダイヤは一つしかない。安物でもいいからもう一つハンドバッグでも買ってきて、これが陽子のもの、とやればよかった。

しかたなく、指輪を出してケースをパカッと開け、

「実は陽子には指輪を買ってきたんだ」

すると、日出子は座り直して言った。歳よりもずっと若く見える。

「ノブちゃん、あんた、子供のときに『初めて給料もらったら、お母さんにダイヤの指輪を買ってやる』って言っとったね。でもやっぱり、ヨウコちゃんが一番いいんだね」

辛辣な嫌味だった。家族の笑顔と団欒の中に、生々しい嫉妬の風が吹き込んできて、空気がすっと白けた。

「ここで言わんでもええのに」

と宣政はつぶやいた。

後日、佳美が息苦しさを訴えて緊急入院した。陽子は着替えもせずに名古屋大学医学部附属病院に走ったが、病院にダイヤの指輪なんか嵌めていってはいけない、と思って、どこかにしまい込んだらしい。

午前一時過ぎ、宣政は酔っぱらって帰宅した。陽子が玄関に三つ指をつくかのようにして待っている。

「お帰りなさいませ。お風呂へ入りますか」

あれっ、いつもなら寝ている時間だ。陽子の口調や仕草がバカ丁寧すぎるな。どこかおかしい。

「何があったんだ」

そう言って、見るでもなしに彼女の薬指が目に入った。指輪がなかった。

「まさかお前、ダイヤを無くしたんじゃないだろうな」

「それがないんだわ」

「えっ」

これはまずい。母のダイヤ騒動が蘇った。

彼女が知ったらどんな嫌味を言われるか。それを思うと気が気でなく、宣政はとうとう出張を口実に香港へ指輪を買いに走った。

もちろん、陽子のものだけを買いに。

二章

鉄の心臓を作って

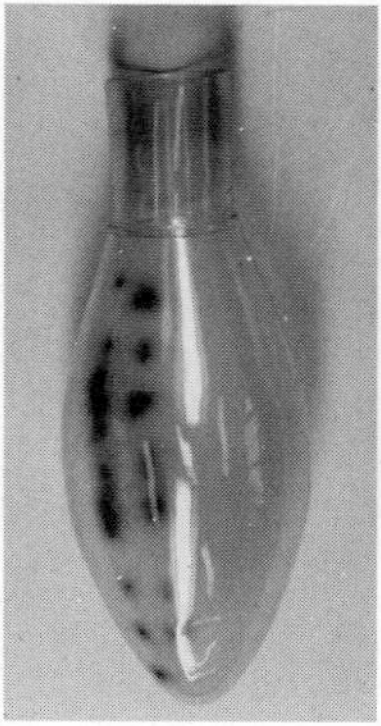

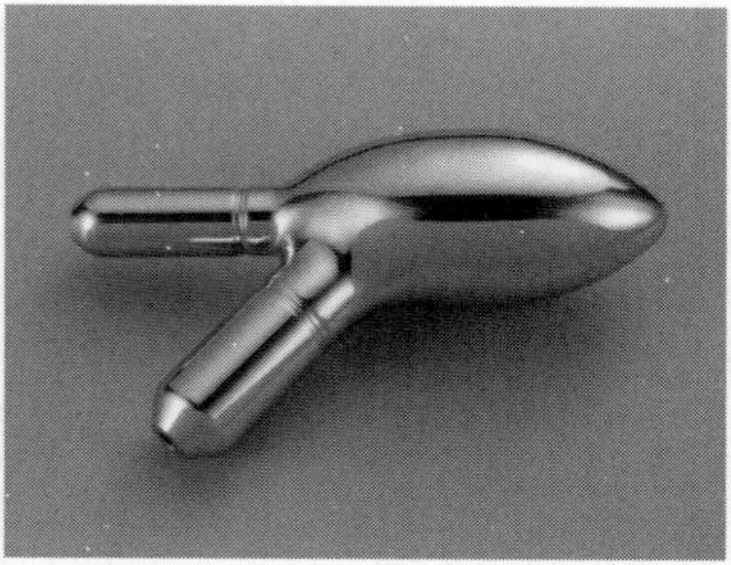

人工心臓の金型（右）と原型（左）

1　「大丈夫だよ」

明治時代に開校したその小学校は、名古屋で初めての鉄筋建てで、暑さをしのぐためか、校舎は緑の蔦で覆われていた。

四年生になった筒井奈美《なみ》の足だと、キンコンカーンと学校のチャイムが鳴り始めてから玄関を飛び出しても、間に合うほどの距離だ。

――もうすぐ十一時だ。

古い教室で奈美は、丸い壁掛け時計を見上げていた。

三時間目である。児童たちの目は黒板に集まっていたが、奈美ひとりが時計から視線を窓の外に移して、校庭を見つめていた。

「来た！」

小さくつぶやくと、教師に小さく合図をして、奈美は教室を飛び出した。上履きを軽快に鳴らしながら階段を駆け下りる。

校門に向かって走っていくと、ランドセルを背負った妹の佳美《よしみ》がゆっくり歩いてくる姿が見えた。その少し後ろで、陽子が心配そうに見守って立っている。

心臓疾患を抱えた佳美は一人で登校することができない。奈美なら一気に駆け抜けられる距離が果てしもなく遠いのである。

肺高血圧症などで倒れることも多く、入退院を繰り返していた。肺高血圧症になると、肺への血液の流れが低下し、肺から血液に取り込まれる酸素の量が減る。動くと息切れがし、胸痛や動悸を訴えて失神発作を起こしたりするのだ。

天気と調子の具合を見、秋冬なら暖かくなる時間を見計らって家を出る。ストローラーというハンモック状の車いすに乗り、それを陽子やお手伝いさんに押してもらって登校している。

だが、佳美は「小学三年生になるのに、ベビーカーみたいなので登校するのは恥ずかしい」と訴え、いつも学校の角で車いすを降りて、歩いて来た。

「ランドセル、持ってあげる」

一キログラムちょっとのランドセルが、佳美には重いのだった。だから奈美は妹が現れるのをじっと待って、校庭に走り出る。ランドセルを受け取り、佳美に寄り添って教室まで運んだ。

「よんちゃん、大丈夫だよ」

奈美は妹の手をぎゅっと握ると、胸を張ってゆっくりと歩いた。

迎えに来るのには、もう一つ理由がある。

佳美はいじめを受けていた。できるだけ妹のそばにいて守ってやりたい。奈美の身体は大きな使命感で満ちている。

「なっちゃん、ありがとう」

佳美が奈美を見上げて微笑んだ。ふんわりとした口調だった。その顔色はひどく白く、唇は紫に近い。爪にも血色が感じられない。心臓が酸素と血液を全身に送れないのだ。

その学校にも午後二時ごろまでしかいられなかった。教室でもいきなり白目をむいて倒れることが頻繁に起きた。その彼女に女児の多くは無関心で、男児は無邪気に残酷だった。

「死人が歩いてるぞ」

佳美がそんな悪態を浴び、嘲笑されているのを、奈美は何度も目撃した。翌年、海外のホラー映画『ゾンビ』が大ヒットすると、いじめはますますひどくなった。「ゾンビだ、ゾンビだ」とからかうのである。

佳美の脳に腫瘍が見つかり、髪を剃って手術したこともいじめの種となった。かつらを着けて登校すると、そのかつらをいきなり剝いで、「ハゲ発見！」と嘲笑うのだ。傘で突かれたり、頭をつかまれたり、階段から突き落とされたりしたこともある。

佳美は逃げられない。走ることができないのだ。こんなに体の弱い妹をいじめるのは卑怯だ、と奈美はいつも憤っていた。

それでも佳美は学校に行かないとは漏らさなかった。いじめや奈美がやり返していることについても、「お母さんには言わないで」と言っていた。陽子が心配性だからだ。

いじめが大きな社会問題としてクローズアップされるのは、それから十年後の一九八六年のことである。東京都中野区の区立中学二年生、鹿川裕史《しかがわひろふみ》がいじめの辛さに耐えかねて、「このままじゃ『生きジゴク』になっちゃうよ」という遺書を残し、首つり自殺に追い込まれた。

こうしたいじめと若者の自殺は現代社会の病理である。いじめの認知件数は毎年六十万件をはるかに超え、二〇二二年度も自殺した児童生徒数が四百十一人に上っている。しかし、佳美の生きた時代は、いじめに対する社会の関心が薄く、多くの人々は家族で抗し、じっと耐えていた。

奈美や陽子はそのいじめを教師に訴えたのだ。だが、親身になってもらえなかった、という哀しい気持ちが残っている。指導をするどころか、

「そういう原因のある子だから、いろいろあっても、ある程度は仕方がないよ」

と奈美に言い放った先生さえいる。先生に言ってもダメなのだと悟ると、彼女はスクールカウンセラーの役割の養護教諭や教務の教諭に言いつけて叱ってもらった。

奈美は妹の血の気の引いた顔をじっと見つめた。

――よんちゃんは、お父さんのあの頑丈さを少し受け継いでいればよかったのに……。

父の宣政《のぶまさ》は、粘土をつぶして丸く固めたような顔の剛情者だ。そう考える奈美は、父の闘争心が遺伝したのか、幼稚園のころからガキ大将で鳴らしていた。

佳美はひどくいじめられると、奈美のクラスまでやってきて細い声で訴えるのだ。

「怪我しちゃったよ」

打ち身や捻挫の痕を見せてくる。そんなとき、奈美は決して許さない。いじめた男児を追いかけ、木の上まで相手を追い込む。降りられなくなって、しまいに木の上でおしっこを漏らしてしまった男児もいる。奈美はそれを見届けて凄む。

「二度とやんなよ」

そして、身動きがとれなくなった男児を放置して帰ってしまった。

「当然の報いだ」と思った。

教師にも食ってかかる。佳美が母の待つ校門へ歩いているときに、ランドセルごと後ろから蹴飛ばした男児がいた。佳美は前のめりに水たまりの中に倒れる。それを見て、「カエルだ」と笑った。

奈美はカッとして男児にとびかかり、その頬を張った。すると、奈美の方が担任教師から叱られた。

「いくら妹がいじめられていても、ひっぱたいちゃいけないよ」

そんな馬鹿な、とまた頭に血が上った。

「いじめた奴と私と、どっちが悪いの！　先生はおかしいよ！」

職員室に走って、今度は教頭先生に言いつけた。

いじめにあうと、佳美は子羊のような心細そうな目で、母や奈美の姿を探している。仕事に忙殺されていても、家の中では陽子が守ってくれる。でも、学校では奈美しか守ってやれないのだ。

2 手術ができない

筒井夫婦の共通点は、向日性《こうじつせい》ということである。

特に、キリスト教精神を拠り所にする陽子は、辛くても人のせいにしないで、力を尽くすことを心がけている。神様だけでなく、人様もよく見ているもので、助けてくれる人が必ず現れるものだ、と信じていた。だから、会社の手伝いに始まって、主婦、佳美の介護者という一人三役を、髪を振り乱しながらこなしてきた。乳母日傘で育ったのに、奈美の目には、まるで竹を割ったような性格に映っている。

そうして待ちに待った日がやってきた。

一九七七年、夫婦は九歳になった佳美を連れて、名古屋大学医学部附属病院にいた。佳美の心臓に治療機器を入れる本格的な検査である。それだけの体力がついたと判断されたのだ。

長い検査が終わり、夫婦はドキドキしながら、担当医が口を開くのを待った。

「佳美さんは三尖弁閉鎖症《さんせんべん》という難病です。心臓の三尖弁という弁が先天的に閉じているうえ、心臓に穴が開いています」

陽子の声にならない溜息が漏れた。

――九年も待った結論がこれなのか！

心臓の役目は、全身に血液を送ることである。全身を巡った血液は、心臓の右心房へ戻り、右心室を通って肺へと送り出され、酸素を取り込む。この右心房と右心室の間にあるのが三尖弁である。

ところが、佳美の心臓は、ポンプである右心房と右心室の間にある三尖弁が閉鎖しているので、右心房と右心室に血液の交流がなく、血液が正常に流れない。肺動脈も欠損して、肺高血圧症や肺動脈閉鎖症なども引き起こしていた。欠陥箇所は七カ所もあるという。

「手術はできないのでしょうか」

陽子が声を絞り出した。医師の顔は曇っている。

「とても残念ですが、現代の医学では手術はできません。このまま温存すれば十年ほどは生きられるかもしれません」

——そんなわけがあるものか。

陽子の心は医師の言葉をはねつけていた。外に遊びには行けないが、佳美は私のそばで洗濯物をきちんと畳んだり、キッチンで洗い物を手伝ったり、しっかりと生きているではないか。

夫婦は佳美を連れ、大阪にある国立循環器病研究センターや東京の最先端の医療機関などを次々に回った。そのたびに、声もなく首をうなだれて戻って来た。

やはり、国内で手術できるところはない、というのだ。佳美が幼過ぎてメスが入れられず、きょうまで身体の成長を待った。その間に心臓が悪いなりに血液を送り出し、異常は血管など心臓以外の箇所にも及んでしまっているという。

「国内でできなければ、海外はどうでしょうか」

病院で陽子は食い下がった。

この十年前に、南アフリカ共和国で世界初の心臓移植手術が行われている。これをきっかけに、世界中で年間百件ほどの移植手術が報告され、日本でも一九六八年に札幌医科大学教授の和田寿郎が実施していたが、臓器提供者の脳死判定を巡って医療界と世論の強い批判を浴び、日本での脳死臓器移植はストップしたままだった。

借金を返しつつ、手術のために蓄えた貯金は二千万円を超えていた。保険は適用されない。海外であれば、血液の調達などにも現金が必要となり、二千数百万円が必要だと聞いていた。

「日本でだめならアメリカで、それがだめならイギリスでできませんか。お金は用意します」

「カルテをアメリカまで送ってみましょう」

医師はそう言って、米国の病院にもカルテを送り、治療の方法を模索してくれた。だが、返ってきた答えはやはり、「手術は不可能です」という非情なものだった。

佳美のために手を尽くしたあれもこれも、何もかも否定されてしまった。「何とかしなければならない」という思いだけが頭の中をぐるぐると巡る。二人は打ちのめされ、涙も出なかった。それから数カ月を、二人はぼんやりと気が抜けたように過ごした。

しばらくして、陽子が「お父さん」と声をかけてきた。思い詰めているのが宣政にはよく分かった。

「せっかくたくさんのお金を貯めてくれたけど、佳美ちゃんに全然使えなかったね」

「うん」

「そのお金だけど、寄付しませんか。佳美ちゃんのような子供の治療を研究する施設なんかに」

突然の提案に宣政は絶句した。父親としては、「そうか、そうしよう」と言いたかったのだ。だがもう一人の実業家の顔が「うーん」と生返事をさせた。

――この人は寄付なんか嫌なんだろうなあ。

陽子はそう思った。

一方の宣政の脳裏にはアフリカでの熱い日々がよぎっている。

「汗水をたらし、親父の借金を七年で返した。カネの亡者のように生きてきたんだ。そう急に寄付と言われてもなあ」

二、三カ月間、ずっと考え、佳美の蒼ざめた顔を見ていた。そのうちに、「会社は順調にいってるし、遊興三昧に使うカネでもない。手術費として貯めた金だから、やっぱりこの金は寄付しよう」と思い直して、陽子に「やっぱりお前の言うようにするよ」と告げた。

そう決めると、夫婦は名古屋大学病院に寄付の申し出に行った。

「うちの子は手術できないとおっしゃったでしょう。それなら、この手術費用を寄付しますから、これから生まれる子供がこういう病気を持たないように、病気で生まれてきても治るような研究を、先生、ぜひやって下さい」

ところが、担当医は実直な人で、寄付は受け取れない、と言った。

「そんな大金、うちの病院にもらったって、いまは誰もそんな研究をしていません。どうしても寄付したいっておっしゃるんだったら、女子医大がいいですよ」

女子医大とは、東京都新宿区河田町にある東京女子医科大学病院を指している。東京女医学校を母体に一九〇八年に開設された名門病院で、心臓、脳、消化器、腎臓病治療などで国内でもトップクラスの手術件数を誇っていた。

特に心臓外科の分野には、動脈管開存の手術をわが国で初めて成功させ、日本の心臓外科の扉を開いた教授・榊原仟《さかきばらしげる》がおり、全国から心臓病患者が押し寄せていた。榊原はそのころ、東京の代々木に心臓病専門の榊原記念病院を開設して女子医大にはいなかったため、助教授の小柳仁《ひとし》を名大病院の担当医に紹介してもらい、佳美を連れ、夫婦で新幹線で東京に向かった。

寄付の話をするためだけではない。小柳は佳美が患う三尖弁閉鎖症に関する論文を雑誌「心臓」に二度寄稿していた。

小柳は母子家庭で育ち、苦労して新潟大学医学部を卒業した後、榊原主任教授の女子医大第一外科に入局しているという。女子医大の卒業生は全員が女性だが、医局には全国から彼のような一匹狼的な男性医師が集まっていた。

その小柳に、宣政は賭けるものがあった。苦労人で自信家でもあるという。もしかすると、新しい治療法を提案してくれるかもしれない、と期待していたのである。

夫婦は外来で小柳に佳美を診察してもらったうえで、これまでの経緯を説明し、懇願した。

「この子に手術を施して、助けてもらうことはできませんか」

だが、小柳ははっきりと「できません」と言った。

宣政より五歳年上で四十一歳になっていたはずだが、眼鏡をかけたその顔は厳格そうで落ち着いて見えた。手術方法はまだ世界中どこにもなく、世界中の医師が模索しているところだ、と説明を加えた。

「必死で一緒に考えましょう。この子を看病しながら、新しい手術法ができるのを待ちましょう」

小柳から聞いた希望の言葉はこれだけだった。がっかりしたが、気を取り直して宣政は寄付の話をして帰った。

一カ月以上が過ぎ、夫婦は小柳から女子医大に呼び出された。そこで思いがけない提案を受ける。

「このお金で一緒に人工心臓を作りませんか。この分野のために投資したらどうでしょう」

「ええっ、人工心臓ですか！」

青天の霹靂だった。人工心臓は、全身に血を送る心臓を機械で代行させる装置だ。

宣政はへどもどしながら答えた。

「先生、それは僕には難しいですよ……」

人工心臓には、全置換型人工心臓と補助型人工心臓の二種類があって、全置換型は、血液を送るポンプとそれを動かす駆動装置を作り、欠陥のある心臓とそっくり入れ替えるものだ。補助型は一定期間だけ心臓の役目を代行させ、問題のある心臓を休ませたり、手術を加えたりして、本来の心臓に戻すという一時的な装置である。

佳美の場合、そもそも先天的な欠陥をかかえているから、小柳の提案は全置換型人工心臓を作ることを意味した。

それは神の領域に踏み込むことであった。

困惑して顔を見合わせる夫妻に、医師は熱っぽく説いた。

「十年も一生懸命に研究しているうちに、素晴らしい心臓ができるかもしれません。懸命にやりましょうよ」

人工心臓の開発は約二十年前に、米国クリーブランド・クリニック人工臓器部で始まっていた。開発の主役は名古屋大学大学院出身の心臓外科医・阿久津哲造《あくつてつぞう》である。

一九五八年一月、阿久津は塩化ビニールを素材とする全置換型人工心臓を作り上げた。研究所の上司であるウィレム・コルフ博士とともに、犬に埋め込んで実験して一時間半、犬の生命を維持した。それは「アクツ・ハート」と呼ばれ、「世界初の人工心臓が完成した」と米国発の大きなニュースとなっていた。

——そのときよりもはるかに研究は進んでいる。しかし、自分たちがうまく作れるものだろうか。

宣政は考え込んだ。

アフリカでの商売が円高の影響を受け、会社の売上利益は圧迫されつつあった。宣政がアフリカの地を踏んだ時は固定相場制で、一ドル三百六十円であった。しかし、変動相場制に移行してからは円が毎年高騰し、一九七八年十月には百五十二円を記録している。一ドル三百六十円の頃に比べると、利益は半分以下だ。打開の道の一つとして、医療分野に進出できればいいな、という思いはあった。

ビニール加工技術のノウハウを生かし、点滴チューブのようなものを作れないだろうか。計算してみると、医療用点滴チューブは一キロあたり十万円になり、利益を見込めそうだった。

だが、点滴チューブのようなシンプルな構造の製品を作るのと、人工心臓を作るのでは、天と地ほどの違いがある。果たして自分が挑んで良い領域なのかさえ分からない。

宣政が返答できずにいると、小柳はこうも言った。

「できなくても、業界の発展のためになりますよ。業界のためにならなくても、こういうことにお金を使いきったということであれば、皆さんも満足いくんじゃないですか」

その言葉に夫婦は胸を打たれ、無謀な賭けに打って出ようと決意した。

佳美のために何かをしたくて、もがいてきたのである。まだ何かしてあげられることがある。そして、それは他の病気の子供たちを救うことにもつながる。そこに、ほんのかすかな光を感じたのだ。

後で知ったことだが、阿久津も「人工心臓を作ってみようじゃないか」とコルフに言われて、成功の確信のない漠然とした思いで出発したのだ。後藤正治の『人工心臓に挑む』（中公新書）によると、阿久津は「自然心臓に似た人工物をともかくもつくり上げて、動物実験にまで持ち込むしかない」と文献も何一つないところから始めたという。

当時、日本の人工心臓は東京大学と大阪大学が競って研究をしていた。東大の研究所は当時の文部省、阪大は厚生省のバックアップをそれぞれ受け、国の資金で研究をすることができた。

東大の研究を担っていたのは、医学部教授であった渥美和彦である。人工臓器の権威となる渥美は、漫画『鉄腕アトム』の作者・手塚治虫の旧制中学の同級生であり、お茶の水博士のモデルの一人とされている。

たとえて言えば、「アトムの心臓」を作ろうとしている研究者であった。

一方の東京女子医大は、心臓病治療においては群を抜いていたが、莫大な資金を必要とする人工心臓を研究する体制ではなかった。

後になって、宣政はこう考えた。

「東京女子医大なりに、人工心臓の分野にも進出したいという思いがあったのではないか。自分はそのための試金石のようなものだったかもしれない」

学会のそうした事情を知ることなく、ど素人の夫婦は人工心臓の勉強にのめり込んでいった。このとき、宣政は三十七歳、陽子は三十五歳である。

3　天国の門

筒井家に近い徳川園黒門前の坂を下ったところに、日本福音ルーテル復活教会がある。赤い三角屋根のプロテスタント系の教会だ。

金城学院中学校に進学した奈美は毎週日曜日に礼拝に通うようになっていた。金城学院は母の母校でもあり、「日曜日は必ず教会に行きなさい」というのが約束事であった。

そこへ「私も行きたい」と佳美は言い出し、姉に付いてくるようになっていた。

礼拝は午前中に始まり、讃美歌を歌って祈り、聖書を読み、牧師の説教に耳を傾けて、神の御言葉を聞き取る。ふっと白い天井を見上げると、中央を走る太い柱が巨大船の竜骨を思わせ、嵐の中に漕ぎ出したノアの箱舟の中にいるような錯覚を覚える。

その日、教会の固い長椅子で聖書の読み上げを聞いていた奈美は、ふと隣を見て言葉を失った。

小学六年生の佳美がボロボロと涙を流している。

なぜだか分からなかったが、奈美は瞬間的に思った。

――ああ、そうだよな。よんちゃん、きっとそうだよなあ。

佳美の心臓病治療は進まなかった。死がすぐ隣にある。不安に飲み込まれそうな日々だ。何を望みにすればいいのか、果たして望んでもいいのか、と戸惑いの中で生きていた。

そして、いまだに学校でいじめにあっている。

たまりかねた陽子は校長に訴え、全校集会が開かれた。その場に親も呼ばれたが、陽子は涙を流して言い放った。

「自分の子供がいじめられた話なんか、親が聞いていられると思うんですか！」

奈美が中学に進学し、佳美は小学校で一人になっていたのだった。

そんなときに、永遠の命を説き、「あなたの隣人を愛しなさい」と諭す教えは、彼女の心に届いたようだった。

とりわけ、「天国の門」という言葉や、「悪意の人には心に穴がある。その穴を埋める愛を持ちなさい」といった教えに強く惹かれた様子だった。辛い気持ちを癒し、子供心に永遠の命を求めていたのだろう。新約聖書にはこんな言葉がある。

〈一粒の麦が地に落ちて死ななければ、それはただ一粒のままである。しかし、もし死んだなら、豊かに実を結ぶようになる。自分の命を愛する者はそれを失い、この世で自分の命を憎む者は、それを保って永遠の命に至るであろう〉

〈あなた方を迫害する者を祝福しなさい。祝福して、のろってはならない。喜ぶ者と共に喜び、泣く者と共に泣きなさい〉


奈美は聖書の読み上げを普通に聞いていた。ところが、奈美が気付くと、傍らの妹は目を赤くしたり、涙をためたりしている。静かな教会のなかで奈美は透き通った感動を覚えた。

それは妹が一人の独立した人間として、自由な精神と豊かな人格を育てていることを示していた。佳美は両親の思う、不運で庇護されるだけの存在ではなく、傷つきながら人間として立ち上がろうとしている――それを奈美は目撃したのだった。

そして、佳美はとうとう自分から、

「教会で洗礼を受けたい」

と言い出した。陽子や奈美は教会での佳美の様子を宣政に伝え、「その気持ちを汲んでやって下さい」と求めた。

だが、宣政は眉を吊り上げる。筒井家は浄土宗の檀家なのだ。

「だめだめ。仏教徒の娘が、教会の洗礼を受けるなんてとんでもない」

陽子と三女の寿美《すみ》が一緒に洗礼を受けたい、と漏らすと、ますます怒った。

「冗談じゃない。筒井家のお墓と仏壇は誰が守るんだ」

宣政自身が通った東海学園は、浄土宗学愛知支校として創立され、法然上人の唱えた「共生《ともいき》」を建学精神としている。学校でも仏教徒として育てられた宣政にしてみれば譲れないところなのだった。

結局、娘と陽子の四人vs.宣政の宗教対立は曖昧な形に終わっている。しかし、「私責め立てられた宣政は佳美の洗礼を認めることにしたのだった。

も一緒に受けたい」と言った寿美には、「お前はやめとけ」と言い、陽子には「絶対にだめだ」と議論を打ち切ってしまった。

そのころは、陽子や佳美を気落ちさせることが多かった。

佳美が出席日数の不足で留年したのである。もう一年間、佳美は六年生だ。がっかりしているところに、寿美が新入生として小学校に入り、長女に代わるガードマン役を買って出た。いじめを問い直す全校集会もあって、優しく接する級友も増えていたのだが、いじめは絶えなかった。

佳美と陽子の新しい目標は、奈美も通う金城学院に入学することで、家庭教師を呼んで勉強を始めていた。金城を選んだ理由の一つは、そこが女子校でいじめがない、と聞かされていたからである。

寿美は赤ん坊のころ、佳美にオシメを替えてもらったことがある。愛情を与えられる立場にあったのだが、佳美と同じ小学校に入学すると、「お姉ちゃんを守ってやらなければいけない」という意識が芽生えたらしく、鼻の孔を膨らませて、佳美の登校を待っていた。

そして、佳美がいじめられているのを見ると、傘を振り回した。男児を家まで追いかけて行ったこともある。

家のドアをドンドン叩き、

「お姉ちゃんをいじめたら許さないからね」

捨て台詞を吐いて帰って来た。翌日、佳美はその子から、「お前の妹は怖いな」と言われたらしい。

「すみちゃん、お願いだからやめてくれる」

佳美は微笑を浮かべていた。

ある日、奈美の前で、「佳美は足手まといだ」と告げた人がいた。翌日、奈美は佳美と積み木をしているときに、それを急に思い出した。長くは生きられないかもしれないのに、ひどいと思った。

それで奈美は小さな声で佳美に言った。

「絶対死なないでね。アトムみたいにさ、そういう鉄の心臓をさ、誰かに作ってもらって、絶対に一緒に生きようね」

そして妹の膝で泣いた。すると、佳美が、

「なっちゃん、泣かないで」

と慰めてくれた。

彼女は急ぎ足で死に近づいていることについて何も言わなかった。小学校ではいつも救いを求めていたのに、だんだん泣かない子になった。辛いとか、一緒に行けないとか、弱音を吐くこともなくなった。

奈美はこう思っていた。

――たぶん教会で、神様の国に入れば永遠の命をもらえるとか、人は体だけではなく心で生きるみたいな、そういう言葉に救われていたのだ。


自宅にいると、三人姉妹はいつも一緒にいた。居間でべらべらしゃべっていると、宣政が段々テレビのボリュームを上げてくる。

寿美たちが声を上げた。

「お父さん、うるさい！」

「お前らがうるさいんだよ」

そう言い返されるので、三姉妹の居場所は二階の佳美の部屋になった。そこは子供部屋の中では一番広く、ベッドもダブルサイズだった。

そのベッドの上で毛布をかぶる。

「なっちゃん、好きな子できた？」

「誰かと付き合ってるの」

「受験勉強、大変？」

「今日ね、男の子がやさしくしてくれたんだ」

お菓子を食べたり、音楽を聴きながらいつまでも語りあった。寿美はよくポテトチップスをバリバリ食べてベッドを汚し、佳美から叱られるのだった。

「すみちゃん、布団がザラザラじゃん！　もう塩だらけ！」

「ごめん、ごめん。適当にその辺に払っておいて」

それで知らんふりをしているので、佳美が膨れ顔をしたりした。

宣政はそのころ忙しくて午前様が続いていた。仕事上の付き合いもあったのだろう、たいてい酒を飲んでいた。

酒臭いにおいをさせて、佳美の様子を見に行った。ベッドにいた佳美の体を揉んでやっているうちに眠り込んだこともある。

佳美に「お父さん、臭い」と言われ、翌朝、家族に叱られていた。

「病気のよんちゃんが家族を一つにしているんだな」

と奈美は思っていた。

4 「インビボって何ですの？」

「そんなことでは、君の言う通りにはならん！」

「いや、そうなんですよ」

化学記号や数式を書き連ねた黒板の前で、激論が交わされている。周りには医師や化学者、工学者、臨床家、工業技術院の博士ら二十人。専門用語が飛び交い、実にやかましい。

宣政は東大工学部のある本郷キャンパスの一室にいた。「医用高分子研究会」の二泊三日の研究会である。宣政は教室の片隅で話を聞いていたが、何を話しているのかさっぱり分からなかった。

「人工心臓をつくろう」と決意して三年、筒井夫妻は学会や研究会の迷宮を彷徨っていた。

独学の後、人工臓器の材料研究から始めようと考え、東京女子医大の小柳の紹介で、「高分子学会」を覗いてみたのだ。ここは「日本合成繊維研究協会」を前身とする産学官の研究会で、電気、バイオから医療まで幅広い研究会員を抱えていた。

だが、学会で人工心臓の材料が話し合われるはずがない。再び小柳の推薦を受けて、陽子とともに医用高分子研究会にも入会したというわけだ。

しかし、そこでは何が議論されているのか、全く分からない。隣に座っている人に「すみません」と小声で話しかけた。

「あの、インビボ（in vivo）って何ですの？」

相手が面食らって目を見開き、口がゆっくりと動いた。

「『生体内の』という意味ですよ。マウスなんかの生体内に何かを埋め込んでやるときにインビボという言葉を使うんです」

「はあ、そうですか。ご丁寧にありがとうございます」

お礼を言って、黒板に注意を戻すと、また知らない言葉が出てきた。

「あの、インビトロ（in vitro）って何でしょうか」

「それは『試験管の中』といったところですよ」

試験管や培養器などの中でヒトや動物の組織を用いて、体内と同様の環境を人工的に作ることがある。そのとき薬物の反応を検出する試験のことを指しているという。あとで知ったが、隣の人は旧通産省工業技術院の研究者だった。彼からすれば、イロハのイとは何ですか、とからかわれているような気持ちだったのであろう。

しかし、聞けば聞くほど分からない。なおも教室の後ろでぼそぼそと食い下がっていると、参加者たちが振り返る。

「おかしなやつがいるなあ」

——聞いとっても分からへんし、隣に聞いても邪魔になる。

宣政は会社を休み、東京に宿を取って講義を受け、勉強会の議論を聞いている。毎月それができるわけでもない。分からないまま、タダでは帰れない、という気持ちがあった。

研究会は正午過ぎまで議論を交わすと、二時間ほどの食事休憩の後に再開される。昼休憩にみんなが教室を出ていくときがチャンスだ。全員の前で声をかけると恥をかくかもしれないので、翌日の昼食時、最後に教室を出る人を捕まえて、宣政は声をかけた。

「すみません、昼飯をおごりますんで、ちょっとここを教えてくれませんかね」

すると、声をかけられた相手が、「あんたは誰ですか、失礼じゃないか」と色をなして怒り出した。銀縁のメガネをかけた大柄の男だった。

「昼飯をおごるからって、冗談じゃない。第一、私は弁当を持ってるから、昼飯なんておごってもらわないでいいんです」

――しまった。ちょうどお昼だから食事でも行きませんか、と言えば良かったんだ。

宣政は、研究会の学者たちは貧乏で、なかなか昼飯も食えんのですよ、という話を小耳にはさんでいた。それで、「タダで教えてもらってはいかんで、昼飯でもおごるかな」と思ったのだ。

二人きりしかいない教室内に険悪な空気が流れた。

――これは、もうあかん……。

平身低頭して、教室を出てトボトボ歩いていると、先ほどの相手が追いかけてきた。宣政よりも若く見えたが、「きみ、きみ」と呼び掛けてくる。後で分かったことだが、実際は八つも年下である。振り返ると、

「きみ、何が分からんのですか。私は弁当を持ってるから、昼飯はいらないが、どこがどう分からないんですか」

この機会を逃したらいかんと、宣政は恥も外聞もなく勢い込んで尋ねた。ここが分からない、あそこが分からない、という質問に、相手は「ああ、それはね」と専門用語をべらべらべらとまくし立てる。

「よけい分かりませんが」

そう言うと、相手は怪訝な顔を浮かべて質問をしてきた。

「きみはどこの大学の人ですか」

研究会に来ているのは、東大のほか京都大、大阪大、早稲田大、慶応大などの医学部や工学部系出身者である。

「私、関西学院大学ですが」

「関学に医学部とか工学部ってありましたかね」

「私、経済の出なんですが」

「きみ、研究室を間違ってますよ。経済学部は向こうをまっすぐ行って、二本目か三本目を右に曲がって、三つか四つ目のビル、あっちが経済学部ですから」

「いえ、違います。私は目的があってここにいるんです」

宣政はうーんと唸ったあと、思い切って、佳美の病気のことや人工心臓を学ぶに至った経緯を話して聞かせた。

彼の顔に同情の色が浮かんだ。

「それは大変だ。そんな事情があるならば、教えてあげるけど、こんなところで十分や二十分で教えられるものじゃない。今度、私の研究室に遊びに来なさい。私はこういう者です」

もらった名刺には、〈東京女子医科大学医用工学研究施設助手　岡野光夫《てるお》〉とあった。

岡野はもともと早大理工学部応用化学科出身の工学博士で、夢の領域だった再生医療に挑んでいた。医師ではなく、自称「医学の世界の異端児」。やがて世界で初めて「細胞シート」を開発して、医学界をアッと言わせるのだが、それはこの出会いから九年後のことだ。

ちなみに、細胞シートは、筋肉や臓器の細胞を数センチ四方の平面状に培養して加工したもので、野心的な岡野はこれを量産して、従来の薬物治療や外科治療で根治できない疾患や臓器などの欠損の治療をしようと研究を続けていた。

宣政は翌週から名古屋名物の納屋橋《なやばし》饅頭を携えて、足しげく岡野の研究室に通い、人工心臓のイロハから再生医療の基礎知識まで一から教わった。陽子も一緒のことが多かった。

「筒井さんは人懐っこいし、一生懸命でしたよ。奥さんがぴったりとくっついてフォローしてね。筒井さんの足らないところは、いつも奥さんがフォローしていました」。岡野の述懐である。

研究会でも、初めは「変な素人が来た」と言われていたが、常連となり、東京女子医大の動物実験室で手伝ったりして、最後には仲間の列に加えてもらった。

当時の東京女子医大では、教授の桜井靖久《やすひさ》が医学と工学が連携した「医用工学研究施設」の施設長に就き、岡野のような異能の研究者を他の大学などからも幅広く集めていた。桜井は医師とエンジニアが連携し、医学に高度なテクノロジーを持ち込むことで、先進医療の扉を開こうとする異才であった。治療できる病気を治すことは必要だが、テクノロジーの支援によって、治療できない病気にも挑もうというのだ。

目指すのは白い巨塔の壁を打ち崩す「医工連携」である。筒井夫婦はその革新的な理念に共感して飛び込んだわけではない。佳美の命を救いたくて、桜井やその同志である岡野たちが集う「医工連携」の輪の中に溶け込んでいっただけのことである。幸い、宣政はエンジニアに成長しつつあった。

やがて、宣政は「あんなに勉強した時期はない」と自信を持って言うことができるようになった。このころに知ったことは多い。

世界初の大西洋無着陸横断飛行に成功したチャールズ・リンドバーグが心臓弁膜症の義姉を救うために人工心臓を模索していたことも、そのころに得た知識だ。一九三〇年代のリンドバーグの挑戦をいま自分たち夫婦も引き継いでいる――その思いは宣政の胸を誇りで満たした。

5 意外な頑固者

人工心臓の勉強に没頭し始めた後も、陽子は佳美の治療をあきらめなかった。

「よんちゃんの病気は、お医者さんが治せないと言っても、お父さんとお母さんが治してあげるからね」

そう言って、専門書店や図書館で見つけた医学書を何冊も読んでは佳美を連れて、大阪の国立循環器病研究センターなど全国の病院を歩き回った。奈美の記憶には、母親と佳美、奈美の三人で東京・四谷の旅館に泊まって、東京の病院を訪ね歩いた姿が焼き付いている。

「こんな方法なら手術も可能ではありませんか」

と医師をかき口説き、分からないことは詳しく尋ねるので、病院の診察時間は長いものになり、顔見知りになった大病院では最後に回されるようになった。東京女子医大の小柳のところにも三カ月に一度は顔を見せ、「そろそろフランスで初めてこういう手術が始まったけれどもね」と助言を受けながら、新たな手術の可能性を探っていた。

ひととき陽子の笑顔が戻ったのは、佳美が一年遅れて奈美の通う金城学院に合格したときだ。晴れ晴れとした表情で、陽子の運転する車に乗って通い始めた。

筒井家では小さな入学祝賀会を開いた。そのとき、珍しく佳美が宣政に迫った。

「お父さんは、私が受かったらディズニーに連れてってくれる、って約束したよ」

宣政はよく覚えていない。だが、受験前に佳美にせがまれて、「よっしゃ、よっしゃ」と生返事をしたらしい。そばで聞いていた奈美と寿美も、

「確かにお父さんは言った！」

そう口をそろえるので、旅行に行かざるをえなくなった。当時、千葉県浦安市に東京ディズニーランドがオープンしたばかりだったが、佳美たちが行きたいというのは、米フロリダ州のディズニーワールドである。

ただ、長期で家族旅行をするとなると、日出子と離婚した父親がひとり残ることになってしまう。その二郎に声をかけた。

「ディズニーにみんなで行くんだけど、一緒に来ますか」

「わしはアメリカには何遍も行ったことあるが、食べ物食べても美味しくない。ヨーロッパには一遍も行ったことないで、ヨーロッパにしとけ」

「ああ、そうですか」

と宣政は受けて、この一声でディズニー行きはヨーロッパ旅行に変更になってしまった。借金問題はあっても、会社創業者である父の威厳には逆らえないのだ。

「おじいちゃんがヨーロッパにせいと言っとるで」

夕飯の席で宣政が告げると、三姉妹は顔を見合わせて、

「えー……」

とため息を漏らした。

「また、おじいちゃんがおらんときにディズニーに連れてってやるから、とにかくおじいちゃんの言う通りにヨーロッパ行こうよ」

そう説得されて、子供たちは肩を落として二階へ上がっていった。

その後ろ姿に、「かわいそうなことをしたな」と宣政は思ったが、佳美の部屋では両親の知らない悪口大会が開かれていた。

ベッドの上に三人が集まると、

「なんかさ、約束したのはディズニーワールドだったよね」

「信じらんないよね」

ぽつりと本音が漏れた。

「おじいちゃん付きなんて、最悪じゃん」

うんうん、と三人でうなずき合った。

そこには、約束を違えた父や我儘な祖父を辛辣に非難する、ごく普通の姉妹がいた。

それから数年間、筒井家は家族旅行を繰り返した。陽子が特に強く望んだことだ。

佳美は時折発作は起こしたものの、以前に比べれば、奇跡的に体調がよかったからである。

二郎の一言で転進したヨーロッパ旅行も、結局は家族全員の記憶に深く刻まれるものとなった。スイスとフランスを中心にした旅行は、家族がまとまらなければ実現しなかった旅だ。みんなで車椅子を運び、佳美を背負い、他人の力も借りなければならなかった。

スイスでは、標高三千四百六十六メートルの氷河世界にある「氷の宮殿」を見た。そこは空気が薄くて、佳美には耐えられないと思われた異世界だったが、「どうしても行ってみたい」という佳美の声に押された。

ユネスコ世界遺産のユングフラウヨッホまで登山電車で行き、佳美を宣政と奈美が交代で背中に担いで、アレッチ氷河の下の氷の回廊を歩いた。

その後も車に布団を載せて家族で北海道や四国、九州に行ったり、毛布を手にオーストラリアに行ったりした。

陽子にとっては、「佳美は健康な人の何倍もの速さで生きているのだ」という焦りに追われた重い旅である。

金城学院中学の修学旅行の写真も残されている。

一枚は新幹線の車中である。佳美は同級生と共にはにかんだ笑顔を浮かべ、もう一枚は広島の原爆ドームを背景に、セーラー服の約五十人の中に溶け込んでいた。

一週間のその修学旅行にも、陽子は付いて行き、「みんなの邪魔になるから」と言って、別のホテルに宿泊した。佳美も普通の生徒と同じように扱われることを強く望んでいたから、目立たないように支えるしかなかったのだ。

金城学院中学では、進級すると、クラスも二階、三階の教室へと移動していく。だが彼女の教室だけは六年間、クラス替えがあっても一階に留まった。生徒用の下駄箱は地下にあったが、佳美の下駄箱だけは一階の教職員用の隅に置かれた。階段を上り下りしなくても済むように、学校側が心を配ってくれたのだった。

すると、一部の生徒から不満の声が上がった。「どうして自分たちの教室だけが一階なのか」と。佳美の心臓に欠陥があることは知られていなかったのである。

「病気のことは一度も言いませんでした」

と同級生だった小原栄子は語る。小原は佳美と映画や買い物に行ったことがある。気付くと、佳美の手は冷たく、唇は紫色に変わっていた。それでも辛いとか具合が悪いという弱音を漏らさなかった。

「佳美さんは明るくて、いつも笑っていました。私たちと普通の関係を楽しみたかったんだと思います」

学校から帰宅すると、ベッドに横たわり、自分で録音した音楽を聴いていた。後になって、陽子は、佳美の部屋から驚くほど大量の本と音楽テープを見つけた。

——そうか、こうして自分を励まし、息を継いでいたのか。

彼女は『ノンちゃん雲に乗る』という童話が大好きで、「ノンちゃんって、私みたいな名前だね」と言っていた。

それは小さなノンちゃんが、はてしない青の世界を泳ぎ、雲ぐつを履いた白髭のお爺さんと出会うメルヘンだ。そんな夢を見続けさせたかった。

しかし、現実の佳美はひ弱に見えながら、強固な意志を隠し持って生きた。陽子は、白い水仙のような娘の、凜とした孤立を思って、顔を覆って泣いた。

三章

鈍感であるが故に真っ直ぐ

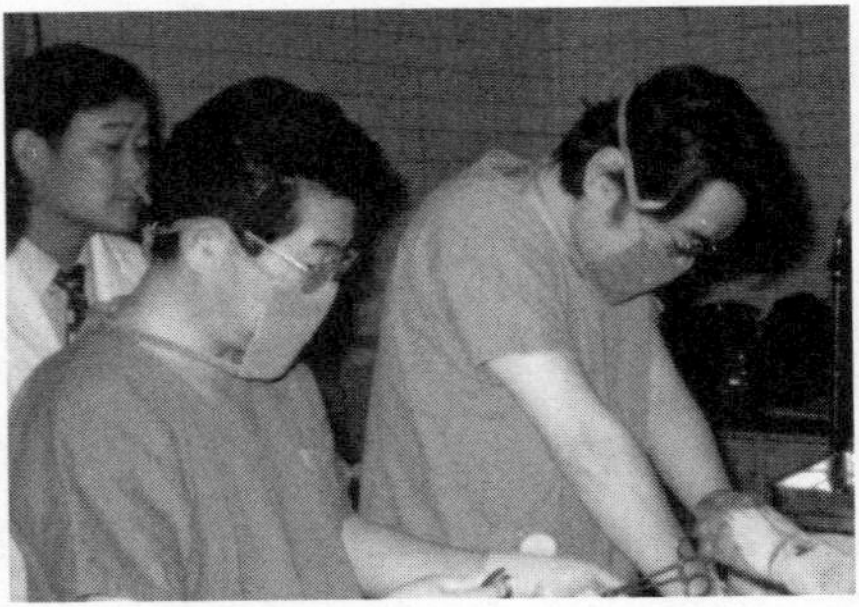

初期の人工心臓研究開発のために、
東京女子医科大学で岡野光夫博士（右）
と、動物実験に取り組む筒井氏（中央）

1　鈍感開発力

「研究者でない方にはあまりにも難しいです。人工心臓はもうあきらめたほうがいいですよ」

東京女子医科大学助手の岡野光夫《てるお》が、研究室の片隅で筒井宣政《のぶまさ》に声をかけた。四角い柔和な顔が曇っている。熱心に通う筒井夫婦の姿を見ていられなくなったのだ。

「人工心臓のような人工物が体に触れて、いろんなことが起きますよね。それを理解し乗り越えるには、医学とか生物学とか多方面に勉強をしないといけない。簡単につかまえられることじゃないですよ」

その日の宣政は一人だった。岡野は宣政の気持ちがよく分かっていた。

佳美《よしみ》のために人工心臓を研究したいという心情は理解できる。それを模索しつつ、自社のビニール樹脂加工技術を医療分野に生かせないか、という挑戦の精神も飲み込める。だが、完全な全置換型人工心臓に至る道はあまりにも遠い。

一九八一年夏には、米国ヒューストンのテキサス心臓研究所で、心臓血管部長の阿久津哲造が開発した人工心臓を使って心臓移植手術が行われていた。この人工心臓は、心筋梗塞で死の淵の一歩手前にあった患者に心臓移植手術をする際のつなぎ役だったが、移植まで五十四時間も人体内で鼓動を続け、研究者や宣政を勇気づけていた。

だが宣政の場合、熱い思いのみが先行しているように、岡野には思えるのだった。

医学界では、人工心臓やバイオマテリアル（生体材料）の研究が活発化している。大学だけでなく、一部上場の名だたる企業の研究者が医療機器開発に乗り出していた。大企業は優秀な人材や資金、設備のすべてを抱えている。ただし、成果が得られないと見ると、彼らはあっさりと開発を断念して転進していくのだ。

ところが「無理だ」と助言されても、宣政は聞かなかった。逆に「東海メディカルプロダクツ」という新会社を設立し、工場の一角に研究室を作ってしまった。相変わらず、愛想良く研究会や東京女子医大に通い続け、時には便利屋のように研究者に使われたりしている。

ある日、陽子は言った。

「あなた、本当のところは文系じゃなくて、理系だったんじゃない？」

――そうだった。俺は高校の柔道部でしごかれる前は、幾何や化学が好きだったんだ。

高校では柔道の練習に没頭し、理系の必須科目である数Ⅲの授業を受けていなかった。それで文系の大学と学部を選択したのだが、研究会で理系や技術系が得意だった自分を思い出していた。

だから、研究者と会話を交わすときに自然に笑顔が浮かんでくる。女子医大の人工心臓や人工材料を使った動物実験の場に入れてもらい、時にはそれを手伝いながら、外科医たちとも親しくなっていった。

「筒井さん、僕の作った材料で、こんなチューブと切片を作ってくれませんか」

「筋肉の中にこれを一、二カ月埋め込んで評価をしたいんだけど、どうもうまくいかなくて。素材が悪いのかなあ」

こう持ち掛けられると、宣政は喜んで作業に加わった。人工臓器学会にも出向くと、他の大学の外科医たちから相談を受けることがあった。

彼は技術屋だった。様々な材料を取り扱い、試してみることは、自分の勉強やこれからの仕事にも役立つ。それに人工心臓の世界は学問だけでなく、モノを作る工学の世界でもあった。エンジニアの視点や腕も必要なのである。

依頼をこなしているうちに、首をかしげていた医学用語も理解できるようになった。そして研究会の一員として認められるようになっていく。

岡野の紹介で、彼らの師匠にあたる桜井靖久《やすひさ》の知己も得た。

桜井は東大医用電子研究施設助手や助教授を経て、一九七四年から東京女子医大教授に迎え入れられていた。研究分野は、医用工学――とりわけ人工臓器や医用高分子材料、ＤＤＳ（薬物送達システム）、未来医学に及び、宣政にも、

「困ったことがあったら、いつでも相談に来てください」

と語りかけた。

東大在学中は落語研究会に籍を置き、プロの高座にも上がったという風流人で

ある。浅草や神田のおもちゃ屋で都合してきた材料で人工心臓らしきものをこしらえた、という伝説を持っていた。

宣政が名古屋の料理屋に招待したとき、桜井はこう伝えた。

「座布団と金屛風を用意しておいてください」

その料理屋で会話が弾んだ。すると、桜井は「では、例のものを」と言い出し、座敷に金屛風を設えさせて、その前に敷いた座布団に座った。

上着を脱ぎ、自前の黒羽織をシュッと羽織っている。宣政が目を白黒させているると、桜井は持参した音楽テープをラジカセにセットして、スイッチを入れた。チリトテチンと、落語家が高座に上がる出囃子が流れる。

「ようこそのお運びで……」

それから枕に入り、艶笑落語が始まった。観客は陽子や女将ら五、六人だ。噺はこなれていて、女将たちは袖で口を隠しながら笑っている。だが宣政にとっては雲の上の人だ。センセイの芸をゲラゲラ笑っていいのか、じっくり鑑賞すべきものなのか、どうもよく分からない。中途半端な笑いのまま、至福のときは過ぎていった。

宣政は桜井から浅草の雷門に近い鴨料理の老舗や人形町の料理屋に案内されたこともある。先端医療の権威という裃《かみしも》を脱ぎ捨てたようなところが、桜井にはあった。

宣政が聞いたところによると、桜井は東大医学部を卒業した一九五八年に学内で一枚のビラに出会ったという。阿久津哲造が米国で「全置換型人工心臓」の動物実験に成功した直後だった。

《人工心臓に取り組む志のあるものは集まれ》

これを貼り出したのが、前述した東大の「お茶の水博士」こと渥美和彦である。鉄腕アトムを慈しむ「お茶の水博士」のモデルの一人である。桜井はそのビラに引き寄せられ、渥美の片腕となって人工心臓の研究に没頭していた。

まったくの偶然から、宣政は渥美—桜井とつながる「アトムの心臓」に近づいていたのである。

このとき、桜井がリードする医用高分子研究会には、片岡一則という研究者もいた。

片岡は東大大学院の博士課程を修了した後、岡野と同じく東京女子医大の医用工学研究施設助手を務めている。彼もまた桜井の弟子であり、同志である。

まだずっと先のことだが、片岡は女子医大の助教授に就いた後、「ナノマシン」を開発し、二〇二三年にノーベル賞の登竜門ともいわれるクラリベイト引用栄誉賞を受賞する。岡野が「天才」と呼ぶ先進医療の泰斗《たいと》である。ナノマシンはナノメートル（ナノは十億分の一）サイズの極小カプセルに薬や遺伝子を搭載し、体内の狙った組織に効率的に届ける技術だ。

片岡はこの画期的な治療技術で二〇一二年の江崎玲於奈賞を、岡野は細胞シート工学の創生で二〇〇五年の同賞を受賞している。

つまり、東京女子医大に飛び込んだ筒井夫妻は、ノーベル賞級の研究者やベンチャー魂を持つ人々に囲まれていたのだった。

宣政はこのころ、人工心臓の権威であった阿久津哲造とも、名古屋・栄のクラブで偶然出会って、飲み仲間になっている。社交性を超えて、異才に出会う磁力のようなものを、彼は備えていたのだろう。

宣政との出会いや当時の女子医大の雰囲気を、岡野はこう語る。

「東大や京大などの優秀な外科医たちが、みんな女子医大に集まった時代でしたね。人工腎臓に挑戦する先生たち、人工心臓を研究する人、脳外科の先生、研究者たちがいて、他の病院が全部投げたような分野まで引き受けて治そうとしていた。僕らはそうした人々に育てられ、勇気づけられながら、医療の中にテクノロジーを持ち込むことの重要性を考えさせられていた。

ちょうどそこへ筒井さんは、人工物を使って何とかできないか、とやってきた。普通はそうはいかないし、現代だとコンプライアンスの壁もあるが、この大学には動物実験の場にも入れてくれる空気があり、研究者たちがいた。そういう受け皿が女子医大の中にあったわけですよ。ただ、これは誰でもというわけではなく、筒井さんだからできたと思います」

つまり、挑戦者を受け入れる大学病院という器があり、そこへ現れた中小企業者の無邪気な貪欲さが、研究者たちに仲間意識を芽生えさせたのだという。

物怖じせずに自分の限界を乗り越える宣政を見て、岡野はこうも考えていた。

――大会社はちょっとうまくいかないとすぐにやめてしまう。挑戦する意欲に欠けているのではないか。それに対し、この男は自分の目標を持っているが故に鈍感であり、無知であっても、ただひたすら目標に向かって挑戦している。

そして、やれることをやるのではなく、やらなければならないことをやるのが重要なのだ、と痛感したという。

宣政が一人で東京で研究会に参加しているとき、陽子もまた講演会に出たり、図書館に通ったりしていた。夫婦で手分けして人工心臓の情報収集をしていたのである。

新会社の東海メディカルプロダクツを設立したのも、陽子がひとりで中部産業連盟トップセミナーに参加したのがきっかけだった。セミナーでは、中小企業投資育成会社が講演した。その後の質疑応答で、陽子が勇気を奮って質問の手を挙げたのである。

「私たちは目下、完全な鏡面コーティングができるような会社を探しているんです。情報がありましたらアドバイスをいただけませんか」

それは当時、宣政が直面していた課題だった。

人工心臓に挑む研究者たちは、人間や動物のホルマリン漬けになった心臓を徹底的に観察し、次にこれまで作られてきた人工心臓を参考にして研究を始める。

宣政もまたその道を辿っている。その結果分かったことは、人工心臓は精密な「金型」から生まれるということだった。

そこで粘土や石膏で金型用のモデルを何種類も作り、それをもとにステンレス製金型を作った。精緻なそれは銀色に輝き、まるで金属製の置物のように光っていた。その金型にポリウレタン樹脂をコーティングして、固まったところで抜き取るのだが、最初の問題は、金型をツルツルの美しい鏡面にすることだ。

それがうまく作れないのである。

そのため、陽子が宣政に代わって「そんな会社を探しています」と声を上げたのだった。面食らったのは投資育成会社の担当者であった。

「そんなものを、何にお使いになるんですか」

「実は夫と二人で人工心臓の研究をしています」

担当者は目を丸くした。

「個人でやってらっしゃるのですか！」

「ハイ」。会場のざわめきを背に、陽子は大きな声で応えた。

「それでしたら、会社で研究をされる方がよろしいですよ。何十億円、何百億円とかかることでしょうから、個人でやらずに会社でしなさい。そうすれば国も我々も援助ができます。個人には援助ができませんからね」

陽子はそう助言され、宣政とともに研究のための新会社を作ったのだった。宣政が社長で、陽子は専務である。

2　カネが尽きた

佳美の手術費として蓄えていた二千数百万円はすでに設備投資で無くなってい
る。これからさらに膨大なカネがかかりそうだった。
人工心臓のために必要な機械のいくつかは、友人の協力を得て作られた。
その一つは、自転公転回転成型機という。そのころ日本にはなかった代物だ。
高さ一メートル八十センチ、横幅はドア三枚分ほど。人間が入れるサイズの巨
大電子レンジをイメージするとよい。これを自前の研究所の中に作った。
人工心臓に錆がつくのを避けるために、すべてステンレス製で、特殊なモータ
ーとヒーターが付いている。耐熱ガラスを通して中が見えた。真ん中に心棒が立
ち、機械の肝である円盤がある。この円盤が機械の中をぐるっと奥へ手前へ、ま

た奥へと回る。心棒を中心に公転しているわけだ。

そして、この円盤自身もまた回っている。これが自転。つまり、自転と公転を繰り返しているので、自転公転回転成型機と名付けられた。

その設計図を、父親が鉄工所を営んでいる友人に渡して作ってもらった。

友人は父親から「勘当するぞ」と怒鳴られたらしい。

「こんな道楽仕事がやれるか」

と叱られたのだ。人工心臓を作るためだけの機械で、他に売れるはずもなかったからである。しかし、宣政が娘のために人工心臓に挑んでいることを明かすと、ぶつぶつ言いながら協力してくれたようだ。親子は実費しか受け取らなかった。

その頃には人工心臓の金型が出来上がっていた。鉄腕アトムの胸がパカッと開いたら、そこにありそうな銀色の心臓である。

これにセグメント化ポリウレタンウレアという原料をつける。水あめにドボンと型を漬けるところを想像すると分かりやすい。水あめの池から型を取り出すと、普通は水あめがドロドロと下に落ちてしまう。これが落ちないように、ぐるぐると、ゆっくり回しながら風を送り込んで原料を均一に乾かすのが、自転公転回転成型機の役割だ。温度は七十度、中温のサウナ程度の熱さである。宣政が機械の中で三十分ほど作業をして出てくると、作業服は汗でぐっしょりと濡れた。

作業は繊細だ。機械の中では、人工心臓を逆さにして、心尖部と呼ばれる心臓の先っぽを上にした状態で設置する。この上側をちょっと薄めに、下の方を厚めにする。そこにハウジングと呼ばれる覆いをかぶせる。空気圧をかけると薄いところから縮まり、真空状態にすると薄いところから膨らむ。

すると、心尖部からまず縮まった心臓が、絞り込むようにぐっと血液を押し出す。ゼロになるまで押し出すと、弁が閉じて、血液は戻ってこない。

宣政の研究の肝はここにある。宣政が見たところ、東大が研究していた人工心臓はサック型と呼ばれ、血液がすべて押し出されずに残る構造になっていた。それでは古い血液と新しい血液が混濁してしまう。宣政は人間の心臓がどう動くかを研究者に聞き、同じような動きを再現できないか、何度も試行錯誤を重ねた。

彼は連日、東京女子医大の薄暗い地下にいた。そこには日本心臓血圧研究所があり、巨大迷路のような廊下の先に秘密めいた研究室がいくつも並んでいた。

その一画に動物実験室があった。広さが八畳ほど、床はコンクリートの打ちっぱなしで、部屋の中はうすら寒い。目の前にはビーグル犬が一匹。人工心臓のプロトタイプが完成し、ようやく動物実験にこぎつけたのだ。

研究者たちが、横たわった小型犬に人工心臓を取り付けていくのを宣政は見守っていた。実験はどうやらうまくいきそうに見えた。

だが、宣政の表情は暗かった。研究を始めてから八年近く過ぎていた。その間、彼が投じた研究費は、補助金を含めて八億円にも達していた。

本業は中村という工場次長に任せている。髪結いひもの生産はやめ、ビニール製の縄跳びひもやストローを作っていた。こちらの従業員は宣政や陽子、経理部長を除くと四、五人だ。

一方の新会社はもっぱら筒井夫婦が、いつ完成するのか、利益が出るのかも分からない作業に没頭している。社員たちはあきれ、あるいは会社の将来を悲観して次々に去り、補充した若者も辞めることが多かった。

「社長も新規事業を探している最中だから、もう少し待ってみよう」

と従業員をなだめている古株もいたのだが、彼らに我慢を強いたまま、借金だけが増えている。

会社破綻の危機だった。

冷静になって試算してみると、動物実験終了までにこれまでの十倍以上の資金が必要だった。さらに試験と改良を重ねて、人体で使えるようになるには一千億円はかかりそうだ。筒井夫婦にとって、天文学的な数字である。

——ここで人工心臓の開発をあきらめたら佳美は助からない。しかし、このままでは会社も家族も崩壊してしまう。

宣政は意を決して上京した。開発断念を言い出せば、陽子が反対するだろうから一人で新幹線に乗り、女子医大教授となっていた小柳の部屋で告白した。

「このまま人工心臓の研究はできません。カネが尽きました」

「筒井さん、やめてはだめです。せっかくここまで来たのに。続けましょう」

小柳は強く引き留めた。

「試算をしました。動物実験の終了に百億、人間に使えるまでには一千億かかるでしょう。女子医大でそのお金を少し出してくれますか」

小柳は唸った。

「そうであれば、飲まず食わずでもやります。でも今の私にはもうお金が用意できません。借りまくってこれ以上はできないんです」

泣きたかった。やめたくてやめるのではないのだ。カネがないことが悔しくてならなかった。

長い沈黙が教授室を覆った。人工心臓開発の険しさを小柳は誰よりも知っていた。

彼は二〇〇〇年に出版した『心臓の手術がよくわかる本』にこう書いている。

〈(人工心臓は)現在のところはなかなか難しいのです。人間の心臓は大人の握りこぶし大くらいの大きさしかありません。その小さな装置で、全身に血液を送り出すというはたらきを、通常は寿命をまっとうするまで行っています。ところが、いまある人工心肺装置を見ても分かるように、心臓のポンプ作用を代行するだけでもかなり大きな機械が必要です。しかも、それだけ大きな装置でも、血液を末梢血管まで送り出すことはけっこう困難なのです。

人工心臓の開発の難しさを知るにつけ、改めて思うのは、人間の心臓の機能のすばらしさです。現代のように科学技術が進んだ社会でも、生命体が生み出した自然の装置にかなうものは作り出せないのです〉

それならなぜ、小柳は人工心臓開発を宣政に勧めたのだろうか。

小柳によると、宣政に対し、「人工心臓」という言葉を使ったのはあくまで象徴であり、この分野に投資をしてはどうか、という意味合いだったという。

人工心臓というのは、エレクトロニクスや高分子など、巨大な会社が手掛ける総合力が必要な研究であり、中小企業の社長が熱意だけで作れるものではない。だが、もし実らなくても満足感を得ることができる——という考えから、寄付金の用途を提案したというのである。

宣政が顔を強張らせているのを見て、小柳が聞いてきた。

「筒井さん、人工心臓をやめて、何をやるというんですか」

「ＩＡＢＰをやろうと思います。食べて行かなければなりません」

心臓病の治療に、足の付け根や手首からカテーテルと呼ばれる細い管を血管に通し、血管内から治療を加える手術法がある。ＩＡＢＰ（Intra Aortic Balloon Pumping ＝大動脈内バルーンパンピング）はカテーテルの一つで、直径数ミリの柔らかい管の先端に、細長い極小の風船がついた医療器具だ。

これを血管に通し、ヘリウムガスで極小風船を拡張、収縮させることで、滞っていた血液の流れを促進させる。心筋梗塞や狭心症などで弱った心臓の働きを補助するために使われていた。

宣政がそれに着目した理由は、バルーン部分の作り方がほぼ人工心臓と同じだったからだ。元となる金型に特殊な素材をコーティングし、それを乾かし固めることで形をつくる。それに医療現場で使われていたのはすべて輸入品で、バルーンが動脈をふさいでしまったり、破れてガスが漏れたりという事例が数多く報告されていた。

その情報を宣政は研究会などで聞いていた。何よりも、彼の中では人工心臓とＩＡＢＰは両方とも心臓を助けるもので、同じジャンルにあった。

だが、小柳は反対したという。

「そんなもの、筒井さんにできるわけがない」

という言葉が宣政の記憶に残っている。

「できると思います」

そう言い切ると、夢中で女子医大を後にした。

これまで、ホースやパイプのような長いものばかりを作って来た。機械や原料は違うけれど、技術はカテーテルに応用できるはずだ。

「それに」と宣政はつぶやいた。

「うちは親父以来、伝統的なベンチャー精神でやってきたやないか」

3　仲間たち

日曜日の朝食が終わってしばらくすると、佳美の姿は家のどこにもなかった。風が冷たい朝だというのに、コートが残されている。

「あの子、どこに行ったんだろう」

陽子が探している。母の声を聞きながら、奈美《なみ》はつぶやいた。

「中央教会だな。バスで行っちゃったんだ」

名古屋中央教会は繁華街の栄にあり、百メートル道路で名高い久屋大通りに面している。名古屋では最も古く、空へと向いた巨大な十字架と礼拝堂のドイツ製パイプ・オルガンが印象的な大きな教会だ。

そこでは午前九時からこども礼拝がある。十時からは大人の礼拝、正午には昼ごはんの支度が必要だった。

佳美は中学生の終わりごろから、奈美がそこに通うのを見、くっついて行くようになった。他にも金城学院の女学生が来ていたことも、彼女が通い始めた理由だったのだろう。それに中央教会は近所の復活教会と違って、街のざわめきがすぐそばにあり、礼拝の後に奈美や友達と喫茶店に寄ったり、買い物をしたりする楽しみもある。

高校生になると、佳美は教会に来る子供の世話を焼き、手伝いの一人として忙しそうに立ち働くようになった。人の役に立つことができるというのがひどく嬉しい様子だった。浄土宗の宣政から、

「そんなところまで行ってどうするんだ」

と言われても、知らんぷりをして日曜日ごとに通っている。

「今日は寒いから行っちゃだめよ」

陽子からもそう告げられていた。しかし、佳美はその声を振り切り、財布を持ってそっと家を抜け出したらしい。

——よんちゃんは、もう親の敷いたレールの上を走っていないんだな。

彼女は髪を長く伸ばし、毛先までソバージュをかけていた。

大きめのセーターに流行のスカートや、ジーパン、ホワイトパンツを穿く。痩せているので、百五十二センチの身長でも見栄えがした。

キラキラと輝いている妹の姿が奈美の目に眩しく映った。短い青春のひとときだった。

「なっちゃん、すみちゃん、コートを持って行ってあげて！」

間もなく、教会に出かけたことに気づいた陽子が声を上げた。

中央教会には年上の仲間もいた。彼女を病人ではなく、ごく普通の女の子として扱ってくれる人々だった。

三つ年上の神田勝己《かつき》や松尾秀哉《ひでや》もその輪の中にいた。神田は国立名古屋工業大学電気情報工学科の、松尾は一橋大学社会学部の学生である。

二人は同い年で、小学生のころにこの中央教会で知り合い、高校二年の同じ日に洗礼を受けていた。お互いの家に泊まりに行く親友である。

松尾の大学は東京だったが、帰郷するたびに中央教会に立ち寄っていた。高校生のまとめ役を任されていた神田から、「心臓の弱い子が入ってきているんだ。無理をさせちゃいけないよ」と聞かされ、それ以来、神田とともに佳美を見守っていた。リーダーの神田に対して、松尾はその横にいてギャグを口にし、ふざけて楽しませる役割だった。

世はバブル景気に浮かれていた。六本木や渋谷の盛り場を知る松尾から見ると、幼さの残る佳美は「おぼこい子供」である。ところが、彼女は自分を「よん」と呼ばせ、二人を「カツキ」「松尾」と呼んだ。

カツキと松尾は親しみを込めて呼び捨てにできる初めての異性だったのだ。二人はその後も、「さん」付けで呼ばれることがなかった。

そして、奈美に二人の話をした。

「松尾がね、言い方が悪くて、カツキに叱られたんだ」

「教会でやかんを二個いっぺんに運んだら重たくて、こぼしちゃって。そうしたら二人が飛んできて掃除してくれたんだ」

中央教会では昼食のときにお茶の入った大きなやかんを運ぶ。一つずつ運べばいいのに、二つ運んだら重すぎた、というのだ。家族は重いものは持たせないの

って いた。

だ。だが、二人はかばうことはせずに、みんなと一緒に佳美が奉仕する姿を見守っていた。

彼女が松尾に送った手紙が残されている。

それは子猫のイラスト入りの便箋に、〈んちゃ！　ニャンニャン〉という言葉が丸文字でちりばめてあった。

自宅の増改築のこと、水槽で飼っている亀に子供が誕生したこと、姉の奈美はその亀の顔が蛇みたいで気持ちが悪いと言っているが、それが可愛いと自分は思っていることなど、日常を明るく書き綴っている。こうもあった。

〈松尾はいつも松尾らしくいて下さい。ちなみにＹｏｎはいつもＹｏｎです〉

一九八七年、佳美は最高の高校生活を送っている。人生で最も体調の良い日々だった。

八月九日、夜空には満月が浮かび、中日ドラゴンズの本拠地であったナゴヤ球場を照らしていた。午後八時五十三分、佳美はバックネット裏の席で、華やかなカクテル光線に輝くマウンドの奇跡を見た。

中日ドラゴンズの同い年の投手・近藤真一が、高卒ルーキーとして史上初めて、初登板でノーヒット・ノーランをやってのけたのである。ヒーローが誕生した瞬間、夜の球場は「ウォー」という歓声と異様な興奮に包まれた。その快挙のときを祈っていた佳美は声援の喜悦の渦に飲み込まれ、組んでいた両手で激しく祝福の拍手を送った。

彼がマウンドに登る直前、佳美は最前列からこの若者に、

「近藤さん、頑張ってね！」

と叫んでいた。その瞬間、どうしたことか、近藤が振り返って彼女に目をやり、手を振って応えた。佳美の目が燃えて、顔がパッと光り輝いた。

その夜から彼女は野球ファンになった。他の家族はあまり野球が好きではないので、いつも宣政が付き添っていた。

翌年十月、中日がヤクルトに勝ってリーグ優勝したその瞬間も、佳美は球場にいた。選手たちが抱き合い、星野監督が胴上げされる。感極まった中日ファンがグラウンドになだれ込んだ。このときを忘れまいとでもするかのように、彼女はまばたきもせずに見つめていた。目に涙をため、微笑んでいた。

「十年ほどは生きられるかもしれません」。医師がそう言って佳美の寿命を予見したあの九歳のころから、もう十年が過ぎていた。

その四カ月前のことである。佳美は妹の寿美《すみ》やその友人と三人で夜行バスに乗って、千葉県浦安市のディズニーランドにやって来た。

教会仲間の松尾は大学四年生で、その日は新聞社の入社試験があった。卒業が来年に迫っている。だが、病気の佳美たちがわざわざ上京して来たので、「どうせ新聞社の試験には落ちるだろうし、受験するのはもうあきらめる」と自分に言い聞かせ、彼女たちに付き添い、六月の一日を過ごした。蒸し暑い日だった。

しばらく園内を巡った。寿美たちは佳美と松尾を残して、絶叫系アトラクションの方に走って行った。精気に満ちた彼女たちは、ディズニー名物のジェットコースター「ビッグサンダー・マウンテン」や流星群の間を猛スピードで駆け抜ける「スペース・マウンテン」に乗ったりして、スリルを楽しみたかったのだ。

取り残された佳美は激しい乗り物には乗れない。

「マツオ、よんちゃんを頼んだよ」

松尾の手には、声をかけた寿美からバッグが託されていた。

「もし何かあったら、この中によんちゃんの薬が入っているからね。東京女子医大病院の連絡先も入っているから、緊急のときにはここに連絡をしてね」

笑顔でさらりと告げられ、松尾は初めて思い至った。そばにいる佳美は深刻な病気と闘っていることに。

きょうの日は彼女の大冒険なのだった。

「しんどくないか、よんちゃん。しんどくないか」

という言葉が急に松尾の口をついて出た。

この時期を過ぎると、彼女の命のろうそくの炎は揺らぎを見せるようになる。心臓発作を起こして、再び病院に担ぎ込まれた。

彼女は大学進学を望んでいたが、心臓は悲鳴を上げていた。高校の系列である金城学院大学は自宅から七キロも離れていた。やむなく、高校卒業後は入院と自宅療養を繰り返しながら、新たな生きがいを探した。

「よぉ、元気か」

病室に神田が現れた。ちょっと顔を出しに来たという雰囲気である。

佳美が入院した名古屋大学医学部附属病院は、名工大の隣にあり、神田は通学の行き帰りに病院の前を通るのだ。彼も就職活動に忙しかったが、その合間を縫い、時には講義をさぼって佳美を見舞っていた。

病室には付き添いの陽子や奈美に加えて、宣政も来ていた。カテーテルの開発に乗り出したころである。

「佳美ちゃんのお父さんですか、どうも。中央教会の神田です」

「ああ、きみが神田君か。就職先は決まっとるのか。決まってないなら、うちの東海メディカルに来たらどうだ」

佳美から神田のことを聞いていた宣政は、病室で勧誘を始めた。東海メディカルプロダクツは社員が辞め、特に理系の若い人材が喉から手が出るほど欲しいのである。

「いやあ」と神田は頭をかいた。

彼はエンジニア志望で、すでに大手の電気系企業から内定をもらっていた。東海メディカルは佳美の命を救うために作った会社だ。だが、売り上げがいまのところゼロであることも神田は知っていた。まだちゃんとした会社じゃないな、と思っている。その反応を見て取ったのか、宣政は言った。

「いま人手が足りないから、神田君、ちょっとうちにアルバイトに来ないか」

神田は二部の五年生で、学費を稼ぐためにパン屋でずっとアルバイトをしていた。

「まあ、それならいいですよ」

——社会に出る前のインターンシップ体験か。

実際の就職にはまだ半年もある、と彼は軽い気持ちで申し出を受けた。

ところが、このバイトが彼の運命を変えた。

宣政は自宅前の工場が手狭になったので、十一キロ離れた愛知県春日井《かすがい》市田楽《たらが》町《ちょう》に新工場を建てている。神田が十一月からバイトで行ってみると、二階建ての小さな建物と、「掘っ立て小屋」としか形容しようのない簡素な作業場が立っていた。宣政はその小屋に潜り込んでごそごそと作業をしていた。

面白いことをやっているな、と神田は思った。そこには進学をあきらめた佳美が療養の合間に顔を出していた。

「私もお父さんの会社を手伝いたい」

と言う。そして、貯金でワープロを買うと、それを会社に持ってきて、礼状を書いたり、報告書を作成したりしていた。とても健気に映った。

その姿を見ているうちに、神田は内定企業に断りを入れて、この会社で正式に働こうと思い始めた。

そのころ、東海メディカルは筒井夫婦と経理部長を入れても社員六人の会社だった。親会社である東海高分子化学の社員やパート従業員を含めても総勢は十人ほどだ。

だが、神田の心の中には、人のために仕事をしたい、という気持ちがずっとあった。それなら人を幸せにし、自分も幸せな気持ちになることができる。

それは就社というよりも、佳美への献身だったと考えた方が分かりやすい。宣政の理念に対する共感もあっただろう。その頃の宣政は人工心臓の研究はほとんどしていなかったものの、佳美のような患者を助ける治療機器を作ろうとしている。

神田が宣政に「この会社には就業規則のようなものはないんですか」と尋ねると、ぐっと言葉に詰まった。そうした会社の体裁や将来性、収入には大きな不安があったものの、創業理念だけを取るならば、人生を捧げて悔いのない仕事ではある。自分の力を尽くすのならばここかもしれない、と考えたのだ。

それを佳美に告げると、

「うちの会社でいいの?」

と驚いたように言った。松尾にも相談した。「やっぱり内定した企業じゃなくて、こっちにするよ」と告げると、彼は「ああ、そうか」と漏らした。

神田の入社は一九八八年四月一日。大学の新卒で定期入社した初めての社員だった。二カ月後にリクルート事件が発覚する騒がしい年である。

後で知ったのだが、佳美は宣政に頼み込んで、神田が入社する一日前の三月三十一日付で東海メディカルに社員として正式入社していた。

「だから、私はカツキより先輩なのよ」

というのが佳美の自慢であった。

ただ、彼の入社には、ひと悶着あった。

神田は内定企業に断りを入れる前に、企業を斡旋してくれた大学教授に説明に行き、激しく叱責されたのである。佳美と東海メディカルの特殊事情を明かさなかったことも祟ったのかもしれない。

「せっかくの会社に何で行かないんだ」

と、研究室を出入り禁止状態になった。教授は大学名で内定企業に神田の推薦状を出している。名工大なら一つか二つしかない入社枠だ。

「お前はその枠をつぶしたんだ。それだったら他の学生を行かせられたじゃないか」。怒られるのも無理からぬところだった。

そして父親も激怒した。両親は共にクリスチャンである。小さなころから名古屋中央教会に通わせてくれたが、父親は「内定を蹴って、どことも分からん会社に入るのか」と叱り、最後に「家を出て行け」と怒鳴られた。

しかたなく神田は、自分の小さな中古車に布団と持てるだけの荷物を積み込んで家を出た。行くところがなく、松尾のアパートに転がり込んで一週間ほど居候した後、ワンルームのマンションを借りて働き始めた。

一方の松尾は一浪の後、一橋大を卒業したので、社会人になるのは神田と同じ時期になった。中国電力など複数の有名企業から内定をもらっていたが、結局、業界で国内三位のシェアを誇る東邦ガスを選び、東海メディカルもある春日井市の営業所に配属された。

東邦ガスにしたのは、独り暮らしの祖母の家が本社の近くにあったからだった。祖父母が大好きでそばにいてやりたい、と思ったのである。もう一つは、父のような生き方をしたくなかったからだ。父親は世界中を駆け回る伊藤忠商事の商社マンで、家になかなか帰らなかった。それが資本主義の歯車の一つのように見えたのである。

4　未知の領域

深夜の洋風居酒屋の隅で、宣政は考え込んでいた。カテーテルの研究を始めてから、眠れない日が続いている。

メモとペンと財布だけを持って自宅を抜け出し、闇に沈む住宅街にあかりを灯す居酒屋に来ていた。自宅で唸ったり家の中を動き回ったりしていると、家族が心配するからだ。

注文したウィスキーの水割りには口をつけなかった。宙を見つめていたかと思うと、メモ帳を凝視してぶつぶつとつぶやいている。

「おたく、なにやっとるんですか？」

いつの間にか、店のママが傍に立っていた。音楽と客の喧騒が宣政の耳に戻って来た。

「ああ、いまね、心臓を助ける器具を考えとるんですわ。夢中になってしもて」

「お店、うるさいでしょう」

「いや、これ、うまくいったら、私は億万長者になりますから」

ママは目を丸くした。

だが実際のところ、彼は追い詰められている。

「人工心臓の研究をやめて、カテーテルを作る」

陽子にそう告げると反対をされたのだ。

「いくらなんでもそれはできないわ」

佳美はどうなるのか。それに今からまた未知の領域に足を踏み入れてどうするのか、と問われたのだ。

妻はカネのことも心配している。費やした資金は、あとちょっとで十億円に達するのだ。

東海メディカルは銀行融資に加え、財団法人研究開発型企業育成センターから債務保証を受けたり、ベンチャー助成金をもらったり、通産省系の技術改善補助金や公的融資を集めたりしている。小柳の研究室を訪ねたときには「借金八億円」と口にしたのだが、カテーテルなどの設備投資のために、銀行からさらに借金を重ねている。

医療用具製造業許可を取得するところまでこぎつけてはいたが、精査してみると借金は九億八千万円にも膨れ上がっていた。夫婦にはこれが限度であることがよく分かっていた。

筒井夫妻が何とか持ちこたえているのは、カテーテルに先行して、医療器具を次々に開発していたからである。その一つがスーチャーホルダーだった。

これは心臓外科手術などで使う縫合糸を整理するための器具である。塩化ビニール製で適度な弾力性を保つ必要があるのだが、ここに東海高分子化学のビニール加工技術を生かすことができた。

また、管状の施術用医療器具であるカニューレを一九八五年に、テフロンコートガイドワイヤーは一九八七年に開発して医療用具の承認を得ていた。ガイドワイヤーはカテーテルなどを血管内に導入する誘導ワイヤーだが、こちらは研究会などで学んだ知識を生かしている。

つまり、研究会でつかんだことや、自社のビニール樹脂加工技術を宣政はしっかり活用し、実用化につなげているのだった。これらは研究の成果でもあり、カテーテルの開発を支える儲け仕事でもあった。

しかし、背水の陣であることに変わりはない。

「これからどうするの」。陽子はもう付いて行くしかないと考え始めた。

「カテーテルがうまくいかなんだら、医療から撤退するわ」

しかし、頑張るだけでは済まされないことがある。

——佳美に自分の変節をどう言おうか。

娘の心臓を治してやりたい、という思いで始めた人工心臓の研究開発である。それが事実上、頓挫している。

カテーテル作りは、自分たちだけでなく日本の医療界全体の要望でもあったが、それで佳美が助かるわけではない。陽子が反対したのは、それもあったのだろう。

その事実が少しずつ家族や社員たちにも知れ渡るだろう。姉妹は、両親が佳美を助けてくれる、と希望を捨てていないのだ。

女子医大の小柳が「筒井さんにできるわけがない」と言っていた意味もよく分かるようになっていた。当時、日本のある大学と大企業で五年の歳月と七億円をかけて、ＩＡＢＰ開発研究に取り組んでいたが、それが実現していなかったという。

多額の資金と一流の頭脳でも難しい開発なのである。命にかかわる医療機器を、町工場の社長ごときが作れるわけがない、というのが医師たちの常識であった。

だが、宣政だけは「自分なら日本人にあった製品が作れる」と思っていた。人工心臓の研究で学んだ知識と樹脂加工工場のノウハウを生かせるからだ。

彼が開発を目指していたＩＡＢＰは、チューブの先端に細長い風船（バルーン）がついた血管内治療用具である。主に心筋梗塞や狭心症などで弱った心臓の機能を補助するために使われていた。

だが、それはすべて海外からの輸入品で、時々医療事故を起こしていた。人工心臓の開発過程で、宣政は医師たちからこんな話を聞いていた。

「最近、カテーテルの医療事故がよく起きています。大柄の米国製のものは日本人のサイズに合わないんだな。カテーテル自体にも弾力がなくて治療箇所まで送り込めなかったり、使用中に破れたり、動脈に触れたりして合併症を引き起こしたりしているんですよ。でも、今の日本には、そんなものを作る技術はないですね」

医療事故は五パーセントほどに達しているとも聞いた。百人に五人は支障があったわけだ。彼はこう考えていた。

――カテーテルのバルーンの部分は、金型に特殊な素材をコーティングし、それを乾かし固めてつくる。これまで研究した人工心臓の成形とほぼ同じ作り方だ。親父から引き継いだ会社は、ビニール樹脂の加工を得意にしてきた。

それに、バルーンカテーテルは人工心臓と違って、米国の製品が国の病院で現に使われている。それを改良するのだから、動物実験などを重ねても開発費用は抑えられるはずだ、という目論見もあった。

「じゃあ、なぜ国産のカテーテルはなかったの」

陽子や家族にそこを問われて、宣政は三つの難問がある、と説明していた。

「あのな、血管の中で膨らむバルーンは、五十ミクロン（０・０５㎜）の均一な厚さを保たなければならんのだ」

一つ目の問題は薄さである。人工心臓の場合、厚さは約五百ミクロン、先端の一番薄いところでも百五十ミクロンの厚みだ。カテーテルの場合はその三分の一、五十ミクロンの薄さを保たなければならない。五十ミクロンは一ミリの二十分の一で、小麦粉のパウダー一粒ほどの大きさである。そのうえ、バルーンが均一にぱっと膨らみ、均一に縮まなければならない。その精巧さで、「人工心臓を作るよりも難しいよ」と医師に言われたこともあった。

「これを超えると、耐久性の問題がある。人間の平均的な血圧の二倍以上にもなる〇・四気圧の圧力に耐えうるもんじゃないといかん」

つまり耐久性が二つ目の関門だ。小麦粉一粒の薄さに、耐久性を兼ね備えるのは難題であった。ところが、小柳が「何も知らない」と思っていた小さな町工場にはカテーテルに活用できる技術があった。それは細長いものを作ってきた東海高分子化学の押出技術だった。そのうえ、バルーン部分については長い時間とカネを費やした人工心臓の研究が活用できそうだ。

「つまり、これをやれるのは、日本で俺しかおらん」

そう口にすると、陽子にたしなめられた。

「あなた、そんな自分で自分を褒めるような気持ちじゃだめよ。もっと謙虚にならなきゃいけないわ」

「お前が何を言おうと、俺はやれると思っとるからやるんだ」

鼻息荒くそう言ったが、まだ解決策の見つからないことがあった。これが三つ目の難題だった。バルーンを形成するときの作業である。宣政は陽子に言った。

「金型から薄い薄いバルーンの樹脂を外すときに溶媒液を使うんやが、これがものすごく水分を吸いやすい。樹脂は水分を含むと強度が落ちるうえに、白濁しちゃって、樹脂の機能が発揮できない。いかに乾燥させるかが課題なんだわ」

それならば専用の乾燥室を作って湿気ゼロにすればいい。大手企業であれば、たぶんそうしていただろう。だが、試作途上の夫婦にそんなカネはなかった。

宣政は鉄棒とビニールフィルム、それに五台の布団乾燥機を買ってきた。そして、工場の一角に、鉄棒を支柱にした手製のビニールテントを張った。立つほどの高さも、座るスペースもないが、とりあえずこれが実験室だ。

まずはこのテント実験室の湿気をゼロにしなければならない。部屋のクーラーをかけたうえで、テントの中に布団乾燥機の筒を突っ込んで稼働させ、湿気を飛ばした。

次にテントの隙間に仰向けになったまま、頭からごそごそと顔を突っ込む。片手にピンセット、もう一方にドライヤーを持って作業開始だ。テントの中は四十度を超し、夏の炎天下にさらされたような猛烈な暑さである。

その中で、金型から外した薄いバルーンの樹脂をピンセットでつまみあげ、ドライヤーの熱風を当てる。それが乾けばまたドライヤーとピンセットを動かす。

そんな試作の日々が続いた。

東海高分子化学の仕事や営業、金策もあるので、作業は午後五時過ぎから行うことが多い。社員に「じゃあ」と言って、テントに潜っていく。そのため、宣政の帰りはいつも遅かった。

家族を起こさないように気を付けていたが、二階の寝室に上がるときに階段がぎしっときしみ、ふすまが開いた。

「お父さん」

佳美が顔を出して呼んでいる。その部屋に入ると、佳美が肩をさすりながら、助けを求めるような眼をしていた。肩を揉んでやると、ひどく凝っているのがわかった。佳美の病気は、身体のあちこちに痛みや不調をもたらしていた。佳美の肩を揉みながら、宣政は打ち明ける時期が来ていることを悟った。

その日、佳美は名古屋大学附属病院にまた入院していた。宣政がカテーテルに没頭し始めてから半年以上も過ぎていた。

夫婦はベッドに近づき、宣政が、

「よんちゃん、大事な話があるんよ」

と声をかけた。

人工心臓を作るというのは、ただの約束事ではない。親としての救命の誓いなのだった。それを違えることは、娘に自力で生き延びろと告げるようなものだ。宣政は胸ふさがる思いで、口を開くのが怖かった。

「最初はあんたのための人工心臓を作っとったけど、もう今は人工心臓じゃなくて、ＩＡＢＰというカテーテル作ってるんよ。心筋梗塞の人の命を助けるカテーテルだけど……ごめんなあ」

すると、佳美はつぶやくように言った。

「いいんよ。私の病気のために、お父さんとお母さんはものすごく勉強してくれたんだから」。そう言ってこう続けた。

「人の命を助けるものを作るんでしょ。すごく嬉しいよ。佳美の誇りだよ」

「ごめんね」

陽子は胸が詰まった。涙が滲んできた。

「謝ることないよ」

佳美は微笑んでいる。

宣政は悲しかった。なんと優しい子なのだろう、と思った。「助けてやる」と言ったのに、自分たちの力だけではもうどうにもできないのだ。何と言葉をかけたらいいのか分からなくなった。

その日から宣政の表情が険しくなった。カテーテル開発は、もう後戻りできない一本道だった。

四章

馬の骨の執念

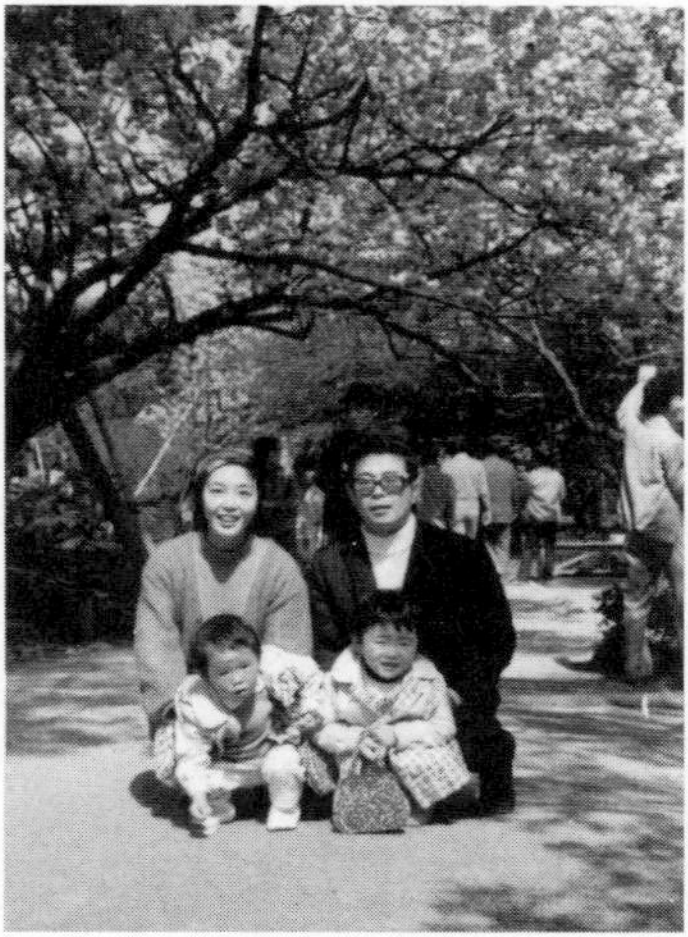

春の陽だまりのなか、娘たちを抱く

1

「できたぁ！」

春日井の工場はもともとは桃畑だった。

一帯は桃の産地で、新たな工場敷地を探しているときに、ある人物から「一坪七千円で五百坪ほど分けてやる」と仲介話があり、父親の二郎と一緒に行って即刻、手付金を打った。

「これはええなあ。十分採算がとれる」と思ったのだ。整地しているところに、近くの婦人がやって来た。

「おまはんら、この土地、いくらで買《か》うやった」

「安かったんで、坪七千円で買ったあ」

宣政は自慢気に答えた。婦人は驚いて声を上げた。

「えー！　わしらは三千五百円で売ったがね」

今度は宣政《のぶまさ》が「えー」という番だった。かまされた、と分かったときには、あの仲介人はもう姿を消していた。

筒井親子にはそんなのんびりした一面がある。だが、集中力においては人並み外れたところがあった。

カテーテルの試作が本格化すると、宣政は徹夜の連続で、春日井の工場から自宅に帰ろうとしなかった。興奮して仮眠する気になれないのだ。

実験を中断して、外の良い空気でも吸ったら、グーッと盛り上げてきたものがくしゃっと潰れる。一度気を取り直してまで気持ちを上げられなくなるし、教訓もヒントも雲散霧消してしまうような気になるのだった。

このころになると、ビニールフィルムのテント実験室にゴソゴソ潜り込むのをやめ、プレハブ研究室の一角にステンレスの壁で覆った小さな作業部屋を作った。そこへ、人工心臓作りのときに作ってもらった自転公転回転成型機を入れ、部屋を乾燥させたうえで、成型機に金型を取り付けて稼働させた。金型には特殊素材を均質にコーティングして乾かし、うまく取り外そうと繰り返し試みている。

帰って来なくなって、また三日を過ぎ、一週間を超えて、「少し休憩を取った方がいいよ」と陽子は電話を入れた。

——あの人はきょうも帰ってこないのか。

と陽子は思っていた。

そろそろ床につこうかと思った夜中の午前三時ごろに、電話がかかってきた。

「できたぁ！　できたぁ！」

電話口で宣政が叫んでいる。カテーテルのバルーンの部分が、型から抜けて、きちんと均質にできた感触があるというのだ。厚みもマイクロメーターで測ったという。

陽子はうれしさがこみあげ、絶句した。

「できたぞ。腹がペコペコだから、すぐおにぎりと飲み物を持ってきてくれ」

陽子は名古屋の自宅からすぐに車を出し、作っておいたおにぎりと冷蔵庫のビールを紙袋に入れた。日中なら車で三十分ほどかかる工場に、十分か十五分で駆けつけた。

夢中だったので、何と声をかけたか覚えていない。たぶん、「やったわねえ」

と言ったのだろう。腹を空かせた宣政が笑顔で待っていた。

カテーテル開発に没頭して一年半、一九八八年が過ぎようとしていた。

翌年一月、宣政は完成した試作品を手に、新宿の東京女子医大病院を訪れた。

「筒井さんにできるわけがない」と言った小柳に会うためである。医療機器として厚生省（当時）の認可を得るには大学病院の協力を得て、動物実験や臨床試験を繰り返す必要があった。

「良いものができました」

宣政は胸を張ってカテーテルを手渡した。「おめでとう」という言葉を期待していたのだ。だが、小柳は懐疑的だった。

カテーテルを手に、「耐久性に問題はないのか」「急性毒性の心配はどうか」「発がん性はないか」と質問を浴びせかけられた。医療機器に厳格な基準があるのは当然のことである。

「持ち帰って試験をやります」

と宣政は答えた。課題を与えられ、その試験を終えると、また次の指摘を受ける。

「それもやります」とまた持ち帰った。

耐久試験は機械を作り、工場で繰り返した。発がん性や急性毒性、あるいは徐々に病状が進行する亜急性の試験は北里研究所に持ち込んで検査をしてもらった。費用はかかったが、認めてもらうためには一つ一つ基準をクリアしていくしかない。

小柳と計九回もやりとりし、東京女子医大と名古屋を往復して、とうとう五万回の耐久試験を終えて持ち込んだ。

だが、やはり使えない、と小柳は言う。

「なぜでしょうか。これは人工臓器学会でも発表したのです。先生、使ってください」

「筒井さん、人の命がかかっているんですよ」

「だからおっしゃる通りに、耐久試験を繰り返して、大丈夫なものを作ったんです。まず動物実験からご協力いただけませんか」

「いや、そんなものは使うわけにはいきませんよ」

そんな問答を陽子は教授室の外で聞いていた。あれだけ努力したのに、夫の仕事は認められていないのだ。

「いや一度、使ってください」

食い下がる宣政に教授が怒った。宣政の記憶に残る言葉は辛辣だった。

「どこの馬の骨が作ったのか分からんようなものを、医師免許にかけて使うわけにはいきません。この件ではもうここに来ないでください」

出入り禁止ということだ。小柳にとって宣政は、熱心だが、無骨でド根性の町工場社長に過ぎなかった。

「馬の骨」という言葉に、宣政は屈辱で顔が赤くなるのを感じた。だが、彼は「これでどうしても生きていかないかん」と強く思っている。一円の利益も生み出していないカテーテルしか、自分たちには残されていないのだ。

それに、佳美《よしみ》のためにもあきらめるわけにはいかなかった。彼女にも会社を手伝ってもらっており、そこで働くことが生きがいの一つになっている。佳美は「会社のためになればいいと思って」と言って、衛生管理者資格の本も読んでいた。

出入り禁止になってしばらく過ぎた。彼は認可の事前準備のために厚生省に足を運んだり、論文を読んだりしながら、何とか大学病院で使ってもらえる方法はないか、作戦を練っていた。

そして、宣政はまた女子医大病院に押し掛けた。小柳は激怒する。

「あれだけ言ったのに、筒井さん、また来たんですか」

「今日は話が違うんです。先生、聞いて下さい」

柔道四段の彼の頭には、「押しても駄目なら引いてみろ」という言葉があった。

「先生方は毎日のように欧米製のＩＡＢＰ（大動脈内バルーンパンピング）を使って手術をされていますね。しかし、輸入品のカテーテルは日本人の体格に適合したものなのでしょうか」

「……」

「欧米製は腹部内臓壊死などの事故が報告されています。こうした事故を防止するには、日本人の体格に合わせ、従来より小型化した大動脈内カテーテルを作り、それを臨床使用してはどうですか。カテーテルの長さとその人の身長や体重とは、何らかの相関関係があると私は思います。ひょっとしたら、それは先生の教え子の論文の研究テーマになりますよ」

宣政は欧米人の体格に合わせて作られた欧米製カテーテルのバルーンは、そもそも少し長くて日本人には合わない、と思っていた。長すぎると内部で引っかかり、それが事故につながるのではないか。それならデータを集めて、その問題点を医師が研究し、博士号を取得する際の論文テーマにすればいい、と考えたのだ。

「筒井さんがそういうところまで考えるものかな」

小柳はそう言いながらも、どこかピンとくるものがあったらしく、その場で医局に電話を入れて研究者を呼んだ。

やって来た若い医師は、日本心臓血圧研究所（現・東京女子医大心臓病センター）の助手で吉岡行雄と名乗った。広島大学医学部を卒業し、医師になって六年目だという。小柳はソファに座った宣政を紹介して言った。

「この人は日本人向けの小型のＩＡＢＰを作ると言っているんだが、興味深いので、君、協力してあげたらどうだ」

小柳の弁は、宣政のしつこさに辟易してのことなのか、若い医師の研究テーマにはなると思ったのか、真意はよく分からなかったが、吉岡もまた惹かれるものを感じたようだった。話が終わって部屋を出ると、吉岡は、

「筒井さん、ちょっとこちらに」

と宣政を階段下の部屋に導いた。

「これ、私にやらせてくれませんか」

吉岡は三十路を迎えている。そろそろ研究テーマをはっきりさせなければと思っていたが、どれも今一つパッとしない。そこへ教授から持ち込まれた話に面白味を感じていた。

――熱心で人当たりの良さそうな社長だし、手伝おうか。

二人はまず水中で何日もカテーテルを稼働させ、破裂したり、穴が開いたりしないか、バルーンの耐久性を調べた。次に動物実験用のサイズを決めた。

人間と同じサイズのカテーテルを動物に入れるわけにはいかないので、十キロほどの犬に合うサイズの試作品を宣政が作り、耐久性を測る。その後、実際に犬の中に挿入する実験が始まった。

犬に麻酔をかけて、鼠径《そけい》部と呼ばれる足の付け根の太い血管に孔を開け、大動

脈の中にバルーンを入れて駆動機を使って膨らませる。心電図、血圧モニターで数値を確認しながら、破裂しないか実験を繰り返した。

吉岡と宣政は緑色の手術着をまとい、二十四時間、犬の様子を見守った。女子医大のだだっ広い二十畳ほどのひんやりとした地下室だ。

夜になると、実験室の床に寝袋を敷いて横になる。宣政は吉岡に弁当を分けてもらった。吉岡の妻が夜食を差し入れてくれたのだという。冷えた体にしみ込むうまさだった。

「結婚したばかりなんです」

と照れたように吉岡が言う。長野の病院に一年間出張していた時に知り合った看護師だという。

当時の吉岡の給料は、基本給が四万円、土日に当直のバイトをしてその手当が約十万円、合わせても十五万円弱だった。大卒の初任給程度の月給で、夫婦二人が暮らしていかなければならない。家賃と駐車場代を払うとわずかしか残らず、そのうちに車も手放すことになった。

二カ月かけて、十三頭の犬を対象に実験を繰り返した。その間、宣政は足繁《あししげ》く女子医大に通っては、吉岡とやり取りを重ねた。

「どういう具合ですか」

「カテーテルのバルーン内部がちょっとくっつくんですよ」

ＩＡＢＰは、バルーン部分をチューブ部分と同じ細さぐらいに折りたたんで血管内に挿入する。正しい位置まで挿入できたところで、バルーンを拡張、収縮させるのだが、最初に拡張する際にバルーンの内部がくっついて拡張しない事象が起きていた。

「野球の投手がロージンバッグで指に粉をかけるでしょう。あんな感じで、くっつかないようにできませんか」

「やってみます」

また改良を繰り返した。実験開始からしばらくして、吉岡は富山県立中央病院心臓血管外科へ一年間の長期出張を命じられる。筒井は打ち合わせのため、富山まで吉岡を訪ねて行った。北陸新幹線が富山駅に開通するのはずっと後のことである。

特急を乗り継いで富山駅に降り立つと、雪が降っていた。そこに吉岡の妻が迎えに来てくれた。長野出身だという妻は雪道を車でスイスイ運転していく。

「奥様、危ない、危ないですよ」

思わず宣政は叫んだ。名古屋では雪が降ると大騒動なのだ。

そのころ、吉岡は佳美と一度だけ会っている。名古屋で食事をした後、夜に自宅に寄ると、三人の姉妹が玄関先に出てきて、「どうかよろしくお願いします」と挨拶した。とりわけ白い顔の娘が佳美だった。


吉岡はさらに富山から東京に出張をして、女子医大で動物実験を続けた。富山での任期が終わり、東京に戻って、人体に使用する段階に入った。これまでの実験には失敗はなく、耐久性に問題はないことが実証されたからだ。吉岡からこう告げられた。

「筒井さん、これを人体に使いましょう」

「医療機器の承認は取っていますから、いつでも使えるんです。ただ、先に小柳先生に許可を取りましょうよ。私も一緒に行きますから」

「いや、それは医者の私の仕事です。筒井さんはどんな患者にも対応できるように、体格に合わせて三種類のサイズのものを名古屋で作っておいて下さい」

三カ月後、「教授の許可を取りました」という連絡が来た。吉岡の記憶では、小柳に「できたからやりますよ」と淡々と告げると、「まあいいんじゃないですか」という反応だったという。

ようやく臨床試験の始まりだ。心臓が悪く、人工呼吸器を使っていて、カテーテルに適応があると判断された患者が対象である。

動物実験は二十四時間の測定だが、臨床試験は二、三日、長いときには一週間や二週間、吉岡がカテーテルを挿入した。カテーテル自体の具合を見ながら、同時に吉岡の論文テーマである身長とサイズとの相関関係を測っていく。手術室では医師や助手らが見守っている。その中に手術着をまとった宣政もいた。

期待通り、人体に使用してもカテーテルは問題なく作動した。

「これ、いいですよ。もう一本使わせてもらえませんか」

吉岡は宣政に告げる。米国製のものよりも操作しやすく、屈曲しているところでも血管にスルスルと入っていったからだ。他の医師たちから、

「悪くないですよね」

という声が漏れた。二本、三本と人体に使っているうちに、研究室の助教授や講師たちにも「東海メディカルのあれはなかなか使いやすいらしいぞ」「私にも一本使わせてくれませんか」という声が広がっていった。

しばらくして、小柳から「ちょっと東京に来て下さい」と電話がかかってきた。宣政は人体実験の許可や成功の連絡を吉岡に任せ、小柳にはあえて御礼の電話を入れていなかった。「医師免許にかけて使わない」と彼が憤然としていたのを思い出した。

——これは叱られるかもしれん。えらいことになったな。

恐る恐る教授室に顔を出すと、小柳が言った。

「評判が良いらしいじゃないですか。みんなが言ってますよ」

その言葉に宣政はホッとした。吉岡から報告を受けていたのだろう。吉岡は書き上げた論文で博士号を取得していた。

「そうですかぁ。ありがとうございます」

「私もあなたのを一本使いますよ」

「えっ」と宣政は喜色満面の顔を突き出した。

ありがたい。道が開けた、と思いながら、宣政は商売人の顔をのぞかせた。

「若い先生方はみんな薄給ですから、これまでサンプルとしてお持ちしてきましたが、小柳先生、これは一本三十二万円でお買い上げいただいて、お使いいただけませんでしょうか。二割引きです」

「もちろんですよ」

小柳は苦笑いを浮かべたように見えた。

——小柳先生は無理して言っているな。

宣政はこれまでの仇を取った気持ちになった。

それが一本目の売り上げである。一九八九年十二月、間もなくクリスマスというころだ。教授の評価も上々で、女子医大病院はＩＡＢＰをすべて宣政のものに切り替えることになった。

彼はその話を専務の陽子にして、手分けして北海道から熊本まで全国の有名病院を回り始めた。翌年から少しずつ売れ始めた。

そのころ、佳美はまた名大病院に入院していた。陽子は販売結果を伝えるファックスを持って、毎日、病院に向かった。

そして、このファックスや販売記録を佳美に握らせて、「調子の良いときにワープロで打っておいてくれる」と言った。佳美は病室にワープロを持ち込んで、販売記録を打ち込むのを楽しみにしていたのだ。彼女はファックスを見ると、

「あっ、うちのカテーテルで救われた人がいるのね。良かった」

と目を輝かせた。

また売れる。陽子がファックスを運ぶ。それを自分のワープロに記録して、佳美は笑いかけた。

「あ、東北で売れたんだ。また一人助かったね」

その言葉に陽子は胸を衝かれて、思わず漏らした。

「あなたは助けられなくて……。本当にごめんね」

三女の寿美《すみ》は、両親が佳美を助けてくれるとずっと信じていたので、宣政に尋ねた。

「これで佳美ちゃんが助かるの？」

「いや、助けることは出来ないけど、一命を取りとめることはできるよ。お父さ

んが作ったのはそんな器具だよ」

——そうなのか。

寿美は言葉を飲み込んだ。その後、病院の手術室の前で、宣政が出来上がったばかりのカテーテルを主治医に渡している姿を見た。

「もしも佳美に何かあった場合は、これを使って下さい」

と言っている。両親が完成までこぎつけたことを誇らしく思う反面、「お父さんたちは本当は人工心臓を渡したかったんだろうな」と哀しさで胸が詰まった。

2　背負って生きたい

　午後八時を過ぎると、佳美の部屋で姉妹のひそひそ話が始まる。その時間になると、陽子は決まって、「上へ行きなさい」と彼女たちを一階のリビングから追い立てるのである。

　広いベッドの上に転がると、佳美が大学生の奈美《なみ》に言った。

「きょう、松尾が会社に来てね。カツキがお弁当を買ってきてくれて、三人で神社で食べたの」

「いいわねえ」

　東邦ガス春日井営業所に勤める松尾秀哉《ひでや》が、営業のついでに東海メディカルに立ち寄ったのだ。エリート社員なのだが、自転車で営業回りをしている。それで

仲のいい神田勝己《かつき》が、

「今日は天気がいいから、伊多波刀《いたはと》神社の桜を見に行こうか」

と言い出したらしい。神社は会社から歩いて十分ほどのところにあり、旧春日井郡一帯から参拝者を集める本社など大小の社が点在している。

春の参道は咲き乱れる桜の並木に彩られ、参拝者の頭上をなでしこ色の花の雲で覆っている。その静かな道を、三人はゆっくりと歩いた。

佳美は意外にもお節介だった。会社の先輩を気取っていたのか、世話焼きの女性を演じていたのか、これは神田と二人だけの日のことだが、神田が近所のパン屋で二人分のパンとジュースを買ってきて、神社に誘うと、

「カツキ、野菜がないでしょ。あなたは野菜も食べなさい」

と言って、スーパーに立ち寄り、パック入りのプチトマトを買ってきた。それを神社の手洗いで洗って、「食べなさい！」と突き出した。

風が強かったり、暑かったりすると県道沿いの喫茶店「街《まち》」に歩いて行って、日替わりランチを食べる。昼時に「ご飯を食べに行こうか」と神田が誘った。すると、

「今日のランチは何かな」

佳美が笑いかけ、メニューに好物が出ているのを見つける。

「エビフライだ！」

大げさに喜び、目を細める。その短いひとときを、神田は愛おしいと思った。

「街」のママだった服部房子《ふさこ》が見ていると、佳美は同僚や陽子と踊るように店に入ってきた。体中が柔らかな幸福感に包まれていた。


松尾がまた東海メディカルに遊びにやってきた。その直後の夜のことだった。

佳美はベッドの上で、奈美とこんな会話を交わした。

「松尾が東海メディカルに入ってくれるって言ったんだけど、どう思う。仲間がカツキと二人に増えるね」

松尾が東邦ガスを辞めて、東海メディカルに途中入社したいというのである。

神田は研究開発部員として東海メディカルに入社していたが、カテーテルの営業のために優れた人材がもっと欲しいという時期だった。

「手伝ってくれたら、お父さんとお母さん、喜ぶんじゃない」

「そうだよねえ。私も会社に行ってるし、来てくれたらうれしいな」

「ありがたいよね」

松尾も妹を心から大事にしてくれる仲間だ。奈美は心が温かくなった。

——父はあんなにボス風でヤクザっぽいところもあるから、雇った人がすぐ辞めちゃう。その点、カツキは人柄が良いし、すごく気持ちのいい人だ。信心深し、神様に誓って曲がったことはしない一刻なところもある。松尾はぶっきらぼうでちょっとシャイだけど、頭が良くて営業が似合っている。二人が上手にコンビを組んで、うまく父と渡り合ってくれるかもしれない。


松尾が転職を考えたのは、働く充実感のようなものが欲しかったからだ。直属の上司とどうしてもうまくいかなかった。上司と口論し、机を思い切り蹴とばしてしまったこともある。

「もう辞めないかん。俺はここにはおれん」と松尾は思った。

そのとき、彼の目の前に、「頑張れば、よんちゃんの命を救えるかもしれん」という可能性があった。大企業の歯車のひとつではなく、神田のような仲間と何かを背負って生きていけるかもしれん、という期待感だ。

東邦ガスも公的な性格を持ってはいるが、より身近で確かな社会貢献のような何かを松尾は求めていた。甘いかもしれないが、「それがよんちゃんなら、それ以上に自分に確かなものはない」と彼は思ったのである。

佳美は二人きりのとき、宣政にその話をした。

「松尾が手伝ってくれるというから、うちの会社に来てもらってもいい？」

宣政は「エーッ」と声を上げるほど大喜びした。

大卒者なんてなかなか採れないのだ。そこを神田と松尾が二人とも佳美のために会社を盛り立ててくれるとは。小躍りする気分だった。

ところが、彼は松尾には、ぜひとも来て欲しい、とは言わずに、

「やりたかったら一緒にやろう。力になってくれんか」

と告げている。

「お前が一緒にやるというなら受け入れたるぞ」といった風で、途中入社が本決まりになるころには、さらに突き放す感じになった。したたかな経営者なのである。松尾はこう思った。

――本気だろうな、やるんだったら本気でやれよ、そうじゃなかったら許したらんぞ、といった感じだなあ。

松尾が入社したのは神田より二年二カ月後の一九九〇年六月だった。最初は工場の製造や検査部門に配属されたが、宣政が自分で直接指導すると言い出し、営業に置いた。そして、営業地区を東西に分け、松尾に東日本、彼の先輩を営業部長にして西日本を受け持たせた。そのうえで、宣政は、

「一回行ったら一本売って来い」

「何をのろのろやってる。今月はまだ売上ゼロやないか」

と叱咤した。松尾は月曜日の朝に家を出、金曜日の夜か土曜日の朝に戻る出張を続ける。そして、水戸済生会総合病院を手始めに歩き続けた。

カテーテルの売れ行きは、三年目で毎月百二十本から百三十本にまで達していた。飛躍的な数だが、外国メーカー品に事故が多発したこともあり、松尾たちの営業に追い風が吹いた。一気に百五十本、百六十本と伸び、松尾が忘年会の席で酒の勢いを借りて、

「月に二百本を売り上げたら、社長、ハワイに連れていってください」

と言い出した。「いいよ」と請け合うと、彼らは翌年、本当に二百本を売ってきた。経常利益は五億円近くを記録した。

佳美のために始めた医療機器製造はとうとうここまで来た。それは筒井夫婦と松尾らの営業力のおかげだった。

宣政から見ると、松尾は酒が好きで生活者としては今一つなのだが、一心不乱に仕事し、恐ろしいほどの集中力を発揮する。

神奈川県の総合病院に松尾と営業に出かけたことがある。彼は靴底が剝がれた靴を履いて現れた。歩くたびにペロッとめくれている。

「お前、そんな靴を履いて営業するんか」

「はあ」

――この若者は営業に行くというその一点だけが目的で、体裁などはどうでもええのか。

宣政はびっくりして、「先に靴屋に寄ってからだ」と告げ、彼に靴を買ってやった。

一方の神田は地道で、女性社員にも信用が厚い。会社のカネなどビタ一文使うことを嫌う。

対照的だが、そのころは実に可愛い奴らだった。

3 「好きになるなよ」

「まっちゃん、きょう、社長から言われたんだけど」

車を運転していた神田が助手席の松尾に小さな声で話しかけてきた。二人は会社から家に帰る途中だった。

「社長に呼ばれてね、何かと思ったら、社長が『カツキ、お前、佳美のことを好きになるなよ』と言うんだよ」

佳美が入院と自宅療養を繰り返しているころである。

「それで」と松尾が尋ねた。

「どういうことですか、と聞いたよ。そしたら、社長がこう言うんだ。『やっぱり佳美は体がああいう子だから、好きになってもらったり、そういうことになってもらったら、そりゃありがたいし、嬉しいけれども、それはすごく大変なことだから』って……」

それは佳美を取り巻く者たちが誰も言い出せないことだった。

車の中の空気は急に重くなり、沈黙に包まれた。


松尾は病院に見舞いに行った日のことを思い出した。

それは佳美が大きな手術をする前の検査段階だったか、一時入院したときだったか、彼は神田とともにベッドサイドにいた。

すると、佳美がか細い声で弱音を吐いた。珍しいことだった。

「なんで、私だけいつもこんな目に遭わないかんの」

そう聞こえた。言葉は明らかに神田に向けられていて、彼が、

「どうしてそんなこと言うんだ。別に、よんだけじゃないがや」

そんな言葉を返した。その瞬間に、そばにいた松尾は思った。

――ああ、俺じゃないんだな。やっぱりカツキなんだ。

胸の思いを吐き出せる相手はとても大事だ。よんにとって気を許せる相手はカ

ツキで、自分は弱音を吐き出せる対象ではなかったんだなあ、と彼は思った。
だが、三人はその微妙な気持ちを見つめないようにして過ごしてきた。

彼らの真ん中にいる佳美は二十一歳。その命がにわかに陰りを見せている。その女性を守り、支えてあげたいという気持ち、そばにいてあげたいという二人の心は何なのか、恋慕なのか、同情なのか、博愛とでも呼ぶべきものなのか、彼らは凝視することをしなかったために、確信を持てないでいる。

——そんなこと、社長は言わんでもええのになあ。

松尾は恐れていた。

それを言ってしまったら、彼女との関係やいろんなことまで崩壊するのではないか。口にして詰めていくと、佳美までが背負いきれない荷を背負う。それが神田であれ、松尾であれ、他の者であれ、みんなが分かっていた。

姉の奈美によると、佳美は「松尾と神田は二人とも大切な自分のパートナーだ」と思い込もうとしていた。あくまでも大事な友人で、どちらが好きとか嫌いとか、そういう問題にも発展させないように努めていた。

ところが、みんなが胸に秘めていたことを、宣政が口に出したことで、若者たちの間に静かな感情の波紋が広がっていった。

なぜ、宣政はそんな行動に出たのだろうか。宣政はこう語る。

「神田が結婚させてくれといってきたんです。少なくともそんな言い方をしてきた」

宣政は「冗談じゃない」と怒って、告げたという。

「お前も知っとるだろう。あの子はやっと生きとるのに、子供でもできたらそれで命取りだよ。このままいけばまだ何年か生きられる。結婚なんてさせるわけにいかん」

それが「好きになるなよ」という会話につながったのだろう。

だが、神田は「言いにくいが、それは大きな誤解だ」と語り、奈美もそれは話が逆だと言う。

宣政は奈美にこんなことを漏らしたことがあるという。

「佳美の幸せな姿を残してあげたいもんだな。思い出を作ってやりたい。結婚したらどうだろう」。その相手の一人に神田がいたのではないかという。

善意と好意がもつれあって、佳美のただ一度の恋バナが生まれたのかもしれない。


ある日、ベッドの上に寝転んで、佳美は奈美にこんな話をした。

「私はもうそんなに長くは生きられないよ。生活も不安定だったり、病院の費用がすごくかかったりするから、結婚なんかできないよ」

「そんなこと気にしなくてもいいんじゃない」と奈美は励ました。

「迷惑かけるだけだから、誰とも恋愛はしないの。私はいいんだ。たぶん子供も産めない。自分と結婚した人がかわいそうだよ」

また別の日にはこんなひそひそ話をした。

奈美が言った。

「結婚すればいいじゃん、どっちが好きなの。松尾君なの、かっちゃんなの」

「いや、二人とも大事な友達だから、私は結婚はしないよ」

「なんでえ」

「結婚しても役に立てることがないよ。子供も産めないだろうし」

「そんなことないよ、私が産んであげるよ！」

「なっちゃんに産んでもらって育てようかなあ」

そして夢見るようなぼんやりした笑顔で、天井を見上げた。

五章

遺されたもの

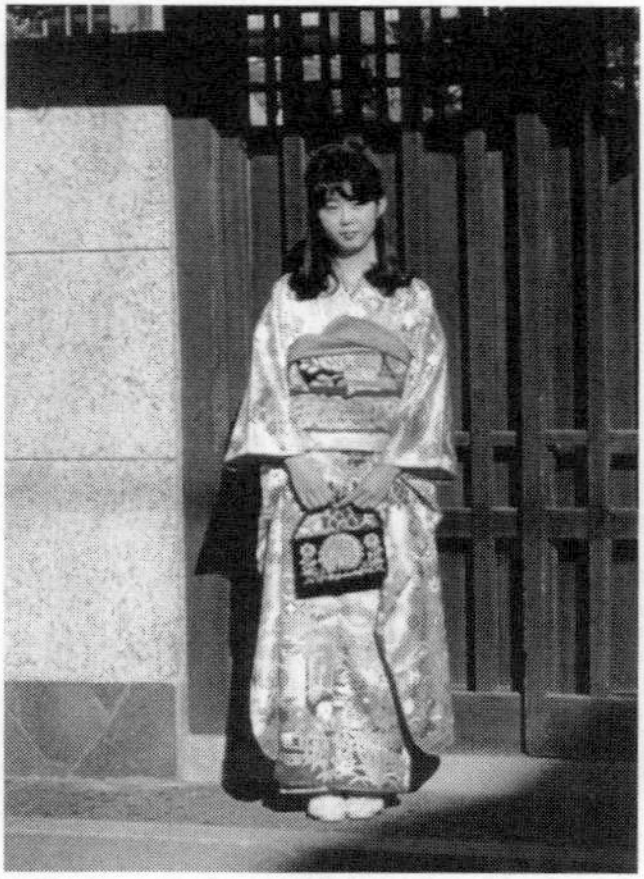

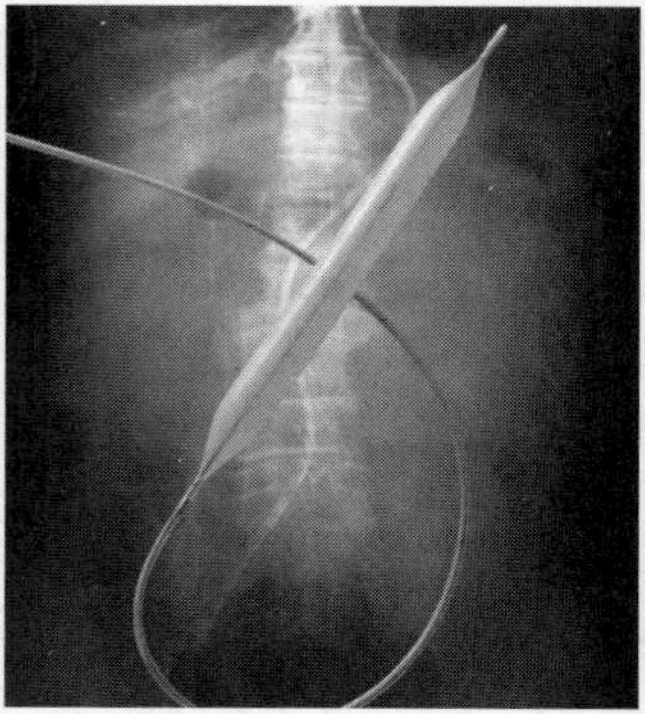

二十歳のころの佳美さん。新年最初に行われる茶会、初釜のときに。
筒井氏の作ったIABPカテーテル。佳美さんは「また一つ命を救えたね」と出荷数をまとめていた。

1　病室の団欒

暗い闇の奥から、虫の声のような、か細い音が聞こえてくる。

枕から頭をもたげた三女の寿美《すみ》は、両親が出張して家にいないことに思い当たった。

——あれ、何だろう。

と思ったとたんにハッとして、「よんちゃん?」と口に出していた。

ベッドから跳ね起き、佳美《よしみ》の部屋の戸を開けると、痙攣している彼女の姿があった。仰天して電気を灯した。佳美の顔は真っ青で、意識を失っている。寝ていても突然発作を起こし、呼吸ができなくなることがあるのだ。

離れの部屋に向かって、ありったけの声で叫んだ。

「奈美《なみ》ちゃーん！　救急車！」

とても聞こえないと思ったら、奈美が走り込んできて、大声を上げた。

「スミ！　救急車はあなたが呼びなさい」

そう言って携帯用酸素ボンベを出して、佳美の口にマスク部分をあてがった。ボンベの酸素を吸わせる。あわてた寿美は一一〇番に電話してしまった。

自宅でも、会社でも、学校でも、教会でも、佳美は突然呼吸困難に陥って意識を失った。教会で倒れたときは、うろたえた神田と松尾が「どうしたらいいの」と聞いてきた。

救急治療室に担ぎ込まれると、チューブにつながれる。病室でも体にドレーン（管）を差し込まれ、天井を向いたまま、やがて床ずれが出来る。それでも佳美は「痛い」とか「帰りたい」といった言葉を吐かなかった。

ところが、病院で絶飲、絶食を指示され、心臓に負担をかけないように厳しく塩分制限を強いられたときのことだ。

佳美が医師や看護師に隠れてツナ缶をこっそりと食べていた。病院に詰めていた誰かの夜食だったのかもしれない。寿美と視線が合うと、佳美は、

「もうこんなのいやだ」

と言って枕を投げた。初めて聞く姉の弱音だった。寿美はどうしようもなく心が沈み、胸が押しつぶされるような気がした。

それでもしばらくして、学校帰りに病室へ行くと、佳美は笑顔を見せた。

「私、眠いんだよ。スミちゃん、一緒に寝よ」

と自分が横たわるベッドに誘ってくる。寿美はシーツにもぐりこみ、その横に並んで寝た。

「痛い……。踏まないで」

という声が佳美の口から漏れる。彼女を縛り付けているドレーンを、寿美は踏んでしまっていたのだ。「ごめんね」と言いながら、寿美は姉のぬくもりを感じていた。

佳美はそのようにして、この五年間に何度倒れても、必ず戻ってきた。両親が夢見たアトムの心臓は結局できなかったが、それでも佳美はここに生きている。

だから絶対にまた帰ってくる、明日がある、と寿美は信じていた。

だが、一九九一年になると、佳美は体重二十キロ台に痩せ、ベッドに縛り付けられた細い体には骨も浮き出て見えるようになっていた。奈美は東海テレビ放送秘書室に勤務しており、勤めが終わると名大病院に直行していた。寿美も学校の帰りに立ち寄るのが日課である。

春になると、佳美は必ずと言っていいほど、「桜を見たい」と言い出す。名大病院の隣には「日本さくら名所百選」に選ばれている鶴舞公園があり、約千二百本のソメイヨシノが咲き誇るのだ。

だが、その年は装着した人工呼吸器のために、病室から出られなかった。それで姉妹が十本の桜の枝をもらってきて、病室の花瓶に挿し、みんなで眺めたのだった。好物のケーキやアイスクリームを口にしたときのような満面の笑顔が佳美にあった。

季節が夏から秋、そして冬へと進む。

佳美は常時、生命維持装置につながれ、その顔色は蒼白を通り越して、黒ずむようになった。

竹内という主治医が転勤した後を追って、国立病院機構名古屋医療センターに転院すると、八畳ほどの上層階の個室が、筒井家の茶の間のようになった。家族はソファや椅子、ベッドの端に座って、医師や訪問客の噂話、職場や学校の話に時間を忘れた。

「あの人は目がクリクリして、漫画の忍者ハットリくんにそっくりだよね」

そう言って笑わせたのは佳美だった。それは奈美が務める東海テレビ放送に同期入社した定藤《さだとう》康弘のことである。

大柄でテレビ局の営業部門にいる割には控え目な男だった。佳美を診ていた研修医の友人で、病室をのぞいたことから見舞いに来るようになり、佳美にふかふかの亀のぬいぐるみをプレゼントしたり、ＡＢ型の佳美の緊急輸血に応じたりして、いつの間にか病室の常連となっていった。

寿美が高校でゴルフ部に入ったことを報告したのも病室である。

家族の毎日は、佳美の看病を中心に回っている。寿美は家で一人で過ごすことが多く、見かねた宣政《のぶまさ》の勧めでゴルフを始めていた。彼女は青空の下でゴルフボールを一心不乱に打ちこむことで、精神のバランスを保っていたのだ。太陽にさらされてぐんぐん肌は焼け、病室に来るたびに黒くなっていく。それを見て、佳

美は笑顔を浮かべて、

「ちくわみたいだね」

病室が笑いで満ちた。

病室には付き添いの女性を頼んでいたが、奈美が会社帰りの金曜と土曜の夜に病院に泊まり、寿美も消灯まで時間を過ごして陽子と帰った。家に帰っても、容態が急変すると病院に呼び戻される。夕食をとる時間がなく、午前二時にラーメンを食べて帰ることもあった。

2　クリスマスの灯り

「東急ハンズで買ってきたんだ」

病室に入って来た寿美が、小さなクリスマスツリーを、佳美の枕元のテーブルに置いた。そこには大きな聖書と讃美歌集が置いてあった。

寿美が買い込んできたグッズで病室を飾り付ける。人工呼吸器のチューブには、お守りを兼ねて水晶の飾りをくりつけた。

傍らの奈美が眠っている佳美の足に目をやる。骨と皮のようになり、血流が滞っているため黒ずんでいる。体のあちこちが機械につながれ、開胸手術後、何かあっても即応できるようにと、胸は開きっぱなしにされていた。

「キラキラしてたら、よんちゃんの目が覚めないかな」

小さなツリーのスイッチを入れると、電飾がピカピカと光りだした。その光に誘われるように、佳美がうっすらと目を開けた。

「よんちゃん、どうした？」

奈美と寿美が佳美の顔をのぞき込むと、その口が開いた。

「ああ、もうクリスマスなんだ」

口の動きで、佳美がそう言っているのが分かった。

声は出せないが、佳美の口がそう言っているのを見て、奈美は「うん」とうなずいた。

奈美はベッドの端に、寿美は窓枠に座っている。そこから高速道路が窓越しに見えた。夜になるとオレンジ色の街灯が光り、物悲しい命の灯のように思える。だが今はまだ陽が差し込んできていて、いつまでもこの日が続きそうな気がした。

讃美歌の中から、奈美がクリスマスソングを選んで歌い始めた。寿美がそれに合わせて歌った。中学、高校と合唱部に所属していた二人の歌声に合わせて、佳美も口を動かしている。

一曲が終わるとまた一曲、別の歌を口ずさんだ。歌が途切れると泣いてしまいそうで、奈美はいつまでも歌い続けた。

　ふと見ると、佳美が何か言いたそうにしていた。人工呼吸器を装着してから、彼女は会話ができなくなっている。家族は手製のあいうえお表を載せたボードを持ち込み、指示棒を作って佳美と会話をしていた。

　そのあいうえお表をベッドの上に持ってくると、佳美は奈美の方を向いて、指示棒で、

「だ・い・す・き」

と指さした。奈美はあたたかいものが目に溢れるのを感じた。病室で泣いちゃいけない、と思って急いで背中を向けた。

　それから佳美は寿美を見つめながら、指示棒で「い」の字を示した。

「い・つ・ま・で・も」

　順番に文字を指していく。

「か・わ・い・い・も・う・と・だ・よ」

　そして、もう一つ、姉妹に言葉を残した。

「いつもありがとうね」

それから、疲れたようにまた目を閉じ、眠りについた。

その二日後の朝、陽子と奈美が病院に行くと、主治医が沈んだ声で告げた。

「佳美さんは昨日から意識がないのです。もう目を開けることはないかもしれません」

陽子が仰天して、えっという声を上げた。容体が安定している、と聞かされていたのだ。

涙を滲ませてベッドに走る。奈美は公衆電話に急いだ。彼女は緊急連絡用に重い携帯電話をバッグに入れていたのだが、とうとうそれを使うことはなかった。

連絡を受けた寿美がタクシーで駆けつけた。

神田は「いよいよ危ないみたい」という奈美からの電話を会社で受け、「絶対行く」と叫んで車をぶっ飛ばした。

宣政は病室に駆け込むなり、医師にこう言われた。

「最後のときかもしれません」

ＩＡＢＰカテーテルの総販売数が千五百本を超えたころだった。佳美に顔を近

づけると、

「お父さん、もう少し生きたい」

と細い声が聞こえたような気がした。もう昏睡状態にあったのだから、そんなわけはないのだが、佳美が何かを言い残したように思えたのだった。それは、控えめに生き、望むことの少なかった子の、絞り出すような本音だったのであろう。

「今度はお父さんが必ず治してやるから、大丈夫だよ」

陽子は涙をポロポロ流し、声もなく娘の手を強く握った。

やがて、中央教会の相浦《あいうら》牧師夫妻も駆け付け、たまたま見舞に来た定藤も加わって病室は満員になった。

誰かが讃美歌を歌い始めた。

〈うるわしの白百合　ささやきぬ昔を
イエス君《きみ》の墓より　いでましし昔を
うるわしの白百合　ささやきぬ昔を
百合の花　百合の花　ささやきぬ昔を〉

静かなその歌は、佳美の好きだった「うるわしの白百合」という讃美歌だった。

夕方にかけて、家族たちは「アベマリア」を歌い、「きよしこの夜」を歌い、「いつくしみ深き」や「まきびとひつじを」を泣きながら歌った。寿美が上のパートを、奈美が下のパートを歌う。

一時間、二時間とコーラスは続いた。相浦が曲の最初を口にすると、家族と神田、定藤らがついていく。看護師までも声を合わせ、静かな大合唱となった。陽子はこの歌声がいつまでも続いてほしいと願った。

その病室に、出張先の静岡県島田市から急遽戻って来た松尾が飛び込み、讃美歌の輪に加わった。

彼も一生懸命に歌った。もう佳美の意識はなかった。何とか届いてほしいと願った。奈美と寿美は号泣していた。神田も泣いている。宣政が「うっ」と涙を堪えながら目頭を押さえているのが見えた。

松尾は一人、涙が出てこなかった。彼の悲しみはウォーと突き上げてくるものではなかった。神様と人の魂が出会う瞬間に立ち会っている自分がいる。

それはひどく神聖で、安易に触れてはいけない場所だ。神田を含めて、家族と仲間たちが作り上げているこの空間、神様が作り上げたこのときに、安易に触れてはいけない、という思いがあった。

静かに祈りを捧げて、彼女を神のもとへ送り届けたいと思った。心のなかで、

「よんちゃん、バイバイ。神様のところへ行ってね、またいつか一緒に遊ぼうな」

と念じた。

歌声のなかで、心電図モニターの音の間隔が長くなっていく。

「佳美ちゃん、頑張って！」

という声が響いた。やがて、心電図の波が落ちて、長くなり、最後に「ツー」という電子音が、佳美の昇天のときを告げた。

十二月十四日午後六時五十三分。二十三歳だった。

葬儀が済んで、しばらくして年の瀬のボーナス日を迎えた。社長夫婦は打ちひしがれている。それを見ていた古参の社員がつぶやいた。

「今年はボーナスあるんかい。こんな状況で……」

宣政が部屋に入ってきた。封筒を携えている。

社員を集めると、宣政は挨拶を始めた。

「みんな今年もありがとう。一生懸命やってきたけど」

と言って、言葉に詰まった。松尾が顔を上げると、社長が泣いていた。

「一生懸命やってきたけど、佳美が……」

声が途切れ、頑丈な身体が小刻みに震えていた。

静まり返った会議室にもらい泣きが広がった。臨終のときにも出なかった涙が溢れてくるのを、松尾は感じた。

それが、会社を愛した佳美と社員との別れだった。

生きている者たちは、前を向いて歩いていかなければならなかった。

3　旅立ち

「まっちゃん、俺はケイコさんと結婚するわ。向こうに結婚の挨拶をしてきたよ」

ハンドルを握った神田が不意に口を開いた。帰宅途中の車の中だった。

「なんだ、お前！」

松尾は不意をつかれて、口を尖らせた。

「俺を置いて結婚するのか」

名古屋の家々から門松やしめ飾りが消え、街からも華やかさが失せて冷たい風が吹き抜けている。佳美が逝ってひと月が過ぎていた。

松尾は急に寂しさを感じた。

「俺も結婚しようかな……」

神田の相手は中央教会の仲間で恵子という。一つ年下で、筒井三姉妹とも仲が良く、病室にもしばしば見舞いに訪れていた。おおらかでのんびりとした質で、金城中学の時代から、「どんちゃん」と呼ばれている。

奈美に言わせれば、「神田君がたとえ佳美のことを一生忘れられなくても、受け入れてくれるような大きな女性」だという。

神田が言った。

「ケイコさんのお母さんに、『あんた、うちの娘とこれからどうするの』と言われてね……」

神田自身は、結婚はまだ早いと思っていた。だが、佳美が亡くなって、東海メディカルにいる意味を失い、これからどうして生きようか、と虚脱感に襲われている。そのときに慰めてくれた恵子を、結婚相手としてはっきりと認識するようになったという。

「フーン」。松尾は相づちを打ちながら、「カツキは決断できなかったんだろうな」と思っていた。佳美が病気と戦っているときに結婚なんて、考えていても言い出せなかったのだろう。

その松尾が結婚したのは、神田が挙式した翌年だった。伴侶として選んだのは東邦ガス時代の同僚である。

彼らは青春の終わりを受け入れようとしていた。


「佳美のことだけに囚われず、早く一緒になった方がいい」

そのころ、奈美は宣政に強く結婚を勧められていた。

こちらの相手は佳美の病室の常連になっていた定藤である。

宣政は礼儀正しい定藤がすっかり気に入ったようで、奈美には、

「なかなかああいう人と出会えないぞ」

と諭し、東海テレビ放送の中堅幹部の道を歩いていた彼には、

「うちの会社に来てくれないか」

と繰り返し誘った。東海テレビはフジテレビ系列で、愛知、岐阜、三重をサービスエリアとする東海地方の報道の雄である。

しかし、宣政は全く臆することもなく、奈美のいないところで、こっそり、

「うちの奈美と君にこの会社を任せたい」

と口説いたらしい。

傍目には、定藤はあっさりと落ちたように見え、松尾と同じ年の九三年に入籍している。奈美に言わせれば「人が良いので、強引な父の会社にとうとう取られちゃった」のである。

東海メディカルの売り上げは一九九一年九月期が二億千五百万円、佳美が急逝して奮起した翌九二年九月期は三億五千百万円に過ぎなかった。そこからカテーテルを中心に、五億円、六億円、七億円と毎年売り上げを伸ばしていくのだが、それでも東海テレビとは比べようもない小さな会社である。

だから、定藤の入籍はやはり奈美に惹かれたとしか言いようがない。それに奈美も彼の優しさに救われたのだ。

佳美の死後、一枚の写真が出てきた。桜の下で佳美が微笑んでいる。

一階の病室からは、隣の鶴舞公園の桜が見えた。

「でも、こんなに近くても、手が届かないんだ」

病室の白い壁に囲まれた佳美が嘆いた。すると、見舞いに来ていた定藤が、

「じゃあ、僕が連れて行ってあげる」

と申し出た。佳美をおんぶすることはできない。彼女の胸にはコイルが入っていて、おんぶをすると圧迫されてひどく痛むのだ。公園はデコボコ道で車いすに乗せて散策するわけにもいかなかった。

すると、定藤は佳美をひょいと抱き上げて、看護師を伴って道を隔てた公園に連れて行った。佳美が桜の木の下で手を伸ばし、花びらに触れたとき、その白い顔に一瞬の光が宿ったように見えた。

その日の写真を奈美は見つけたのだった。

そのときの佳美の声が不意に蘇った。

「あの人、いい人だね」

佳美を軽々と抱いた定藤は、彼女の残り少ない人生に彩りを添えてくれたのだ。

佳美は顔を赤らめて、

「あの人は、なっちゃんのことが好きなんだと思うよ」

とも言った。

あのころの奈美は会社と病院と自分の生活で精一杯で、「ふーん」と聞き流していたが、写真を見つけ、淡雪のように桜が舞っていたあの日と佳美の言葉を重ね合わせた。

奈美は妹を失って、心に穴が空いていた。佳美の病院に向かって歩いていた足も目的を失くし、会社と自宅を往復する以外には外に出なくなってしまっていた。

そんなときに定藤に声をかけられた。

「いまは気落ちして、外に出たくないかもしれないけど、一緒に映画でも見ないか」

素直に「うん」と言えた。

まずは結納を交わし、それから二年後、陽子の心が落ちつくのを待って挙式した。

そのころから宣政のカテーテルの品質は医療界で高く評価されるようになり、次々と表彰を受けた。

一九九二年三月に「中小企業優秀新技術・新製品賞」を受賞したのを手始めに三年の間に、「ニュービジネス大賞優秀賞」「アメリカ人工臓器学会イノベーション・アワード」「京都ベンチャー大賞特別賞」を立て続けに受賞している。

九三年夏には、社員とパート従業員全員を引き連れて、ハワイへ社員旅行に出かけた。それは宣政が松尾と約束したことだった。

ただ、松尾はＩＡＢＰの売り上げが一万本を達成した一九九五年に、東海メディカルを退社し、教職の道へと歩んだ。

きっかけの一つは、佳美がいなくなり、東海メディカルに居続ける意味を失ったことだった。神田は会社にとどまったが、松尾は新たに自分の人生を捧げる別の何かを強く求めていた。

もう一つは、ベルギーの商社から転職の誘いを受けたことだ。ベルギーという国の歴史や語学について調べているうちに、「もう一度、勉強をしたい」という気持ちが芽生え、佳美の昇天でそれが抑えられなくなった。

宣政が自分を頼りにしているのはよく分かっていた。相談した宣政と陽子は「働きながら勉強はできる」と引き留めた。だが、妻の、

「ついて行くよ」

という言葉を聞いて辞表を出した。

退路を断って挑まなければ何事も極められないのだ。

一年間自宅で勉強した後、神戸大学大学院法学政治学研究科に進み、東京大学大学院総合文化研究科に転じた。北海学園大学法学部教授などを経て、いまは京都の龍谷大学法学部で、教授として教鞭をとっている。

4　十七万人の命

設立から四十二年、佳美の命を救うことから始まった会社は、「一人でも多くの生命を救いたい」を社是に掲げた。パートを含め従業員は約二百五十人、二〇二三年九月期の売上高は六十二億円を超えた。

製品も救命救急具のＩＡＢＰだけでなく、脳血管治療用や腎臓の人工透析患者用、腹部がん治療用、小児用と、カテーテル製品の幅を広げている。海外にも輸出し、佳美が「また一人救えたんだね」と、その数を数えていたＩＡＢＰカテーテルだけで販売数は十七万本を超えた。その他のカテーテルを合わせると総販売数は百五十万本に達する。

父親から仕事を引き継いだころ、宣政が自慢できるのは高校柔道で全国制覇したことと、妻の陽子ぐらいのものだったが、この間に科学技術庁長官賞や旭日双光章《きょくじつそうこうしょう》、EYアントレプレナー・オブ・ザ・イヤー・ジャパン（起業家世界表彰）を受けた。高性能カテーテルの発明、考案と工業化で、高分子学会からフェローの称号も授与された。

しかし今、一番胸を張って威張れることは、株式市場に上場せずに借金経営でやりくりしていることだ。

カネは欲しい。証券会社は「上場しましょう」と繰り返し言ってくるのだが、上場すれば株主から横やりが入って、採算の合わない仕事が続けられなくなりそうだ。

二〇〇九年に宣政は、昭和大学病院の医師・富田英《とみたひでし》から相談を受けた。

「赤ちゃん用のカテーテルを作ってくれませんか」

彼は小児循環器の第一人者である。

肺動脈弁狭窄症《きょうさくしょう》という病気がある。肺動脈への出口の弁が狭まっていて、右心室から肺動脈に向かう血流が妨げられている。太腿からバルーンカテーテルを挿入し、弁まで到達させれば開胸することなく治療ができる。

だが、富田によると、国内外の大手企業はすべて開発を断ったという。赤ん坊の血管は成人に比べ、細く繊細で、開発が難しい。開発ができたとしても、市場は限られている。採算が見込めないのだ。

富田から求められたそのときに、佳美のために人工心臓を開発しようとしたころを思い出した。あのときもたった一人の子の命を救おうと思って始めたのだ。

幸い東海メディカルは年商が二十億円を超えて、経営は軌道に乗っていた。富田に協力してもらって、二年の月日を費やし、小児用カテーテルを開発した。厚労省の許認可にさらに三年、計五年をかけている。

第一号の手術は二〇一四年九月。その三カ月後の六例目の手術には昭和大学横浜市北部病院で宣政が立ち会った。手術台の上の赤ちゃんの顔が真っ黒に見えた。極めて細く作ったカテーテルを腿から挿入し、バルーンを膨らませていく。

うまくいったのはすぐに分かった。赤ん坊の顔がパーッとピンク色になっていった。

命が吹き返す瞬間に立ち会うのが嬉しく、誇らしかった。

富田は「この製品のクオリティは世界的なメーカーのものより高いですよ」と褒めてくれた。

宣政は手術後、赤ちゃんの両親と挨拶を交わし、温かく満たされた思いで病院を後にした。

しかし、採算の問題はやはり残る。年間百七十本ほどしか需要はないのだ。宣政はまた迷い始めた。

——溺れる人を助ける者が、溺れてどうするんだ。そんなこと続けられんがね。

悩んでいたとき、富田からまた提案を受けた。

「筒井さん、海外に出したらどうですか」

富田は口で言うだけではなく、宣政の製品を持ってモンゴルやベトナムで使ってくれた。富田が所属する「日本先天性心疾患インターベンション学会」が応援してくれた。彼らは海外で小児医療の学会があると、医師が数日ほど余分に日程を取ってくれる。その数日間で、現地の病院をまわり、実際に宣政のカテーテルを使って治療をするのだ。

こうしてモンゴル、ベトナム、タイ、フィリピン、イランなどにも販路は広がり、今では国内外で一千本ほどを売り上げるようになった。収支はまだトントンだが、少なくとも生産を続けることができる。

そして、こんなことを考えるようになった。

「採算の合わない仕事ができない会社は、医療の仕事をする資格がないいんじゃないか」


宣政はある日、自宅近くの洋風居酒屋に立ち寄った。そこはカテーテルの開発途上でアイデアに苦しみ、ふらりと入った店だ。

彼は二〇一二年に社長の座を、養子縁組をした定藤に譲り、会長に就いている。

店のママがそばに寄ってきて、声をかけた。

「あなたでしょう。昔、億万長者になるって言ってた人は……。成功しました？」

「おお、成功したよ。あれ！」

億万長者にはなれなかったが、俺は佳美に導かれて十七万人の患者さんを助けた。そう胸を張りたい気持ちだった。

窓の外は緑の風が春の訪れを伝えている。佳美の好きだった桜の季節がまた巡ってくる。

金の亡者になりかけた俺を変えたのは娘と女房だ。

その感謝をみんなに伝えたいが、根が乱暴で剛情者だから、宣政はまだうまく言えないでいる。

あとがき

子供が大きな障害や病気を持って生まれたとき、親や家族の前には二種類の選択がある。

人は皆いずれ等しく死に行くのだから、その障害も仕方のない運命だと受け入れるか、あるいは運命に逆らい、必要であれば神の領域にも踏み込んで闘うか。ごく稀にだが、運命に抗った親たちが驚くほどの高みへと上っていくことがある。たぶん、不運だと言われていた子が、彼らを遥かなところへ導いて行ったのだろう。それは奇跡ではなく、愛したことへの報酬だ、と私は思う。

ここに記すのは、「三尖弁閉鎖症《さんせんべんへいさしょう》」という、先天的な心臓の難病を抱えた娘とその家族の二十三年間の記録である。

筒井宣政《のぶまさ》、陽子夫婦は、ビニール樹脂を加工する小さな町工場を名古屋で経営していた。先代の残した膨大な借金に苦しんでいる。そこに娘を診察した医師から、「お嬢さんは長くは生きられないかもしれません」と告げられる。

医療とは無縁の素人である。だが、夫婦は何の知識もないところから、誰にも作れなかった人工心臓を研究開発しようと考えた。彼らは研究者にこう評される。「自分の目標を持っているが故に、鈍感であり、無知であっても、ただひたすら目標に向かって挑戦し続けている」

それがいかに無謀な挑戦であったか。

同じ時代に人工心臓の先駆者と言われた阿久津哲造《あくつてつぞう》氏（日本人工臓器学会名誉会長）が、『心臓づくり人生』（講談社）にこう記している。本文でも紹介したが、阿久津氏は世界で初めて「全置換型人工心臓」の動物実験に成功した心臓外科医である。

〈人工心臓の研究において、ひとつの問題を解決して山を越すと、次の山が行く手にそびえている。山の頂を遠くに望むうちは苦しみよりも希望が大きくて、研究にも張り合いが持てるが、頂上が近づいて来て悪戦苦闘しているときに迷いが発生する。結局、それは存在に対する疑問と不安があるからで、その迷いにも二種類ある。大きな行く道を探すにあたっての迷いと、道の歩き方の模索における迷いである。

ここでもう一度最初の詩にもどってみる。大きな夢を描いて、あの山のあなたになにかあるはずだと、ひと山越える。だが期待していたほどのものはなく、その先にまだ山がある。同行の人たちと、また山を越す。しかし、期待するような幸いはなく、涙さしぐみ帰ってくることになる〉

阿久津が引用した〈最初の詩〉とは、上田敏が訳したカール・ブッセの有名な詩のことである。

〈山のあなたの空遠く
「幸《さいはひ》」住むと人のいふ。
噫《ああ》、われひと、尋《と》めゆきて、
涙さしぐみ、かへりきぬ。
山のあなたになほ遠く
「幸」住むと人のいふ〉

筒井夫婦とその家族もまた涙を拭いて、なお遠い山のあなたに出かけて行った。そこに、「幸」は待っていたか。それはあなた自身でお考えいただきたい。

私はこの話を二十三年前に知った。

当時の私は読売新聞中部本社（現・中部支社）の社会部長で、通常の紙面に加え、週に一度、丸々一ページを費やして、「幸せの新聞」という週刊新聞を作っていた。それは「喜怒哀楽」の四文字で言えば、「喜」と「楽」だけの特別な新聞で、〈この新聞に悲しいニュースは一行もありません〉とうたい、再起する人々の物語や、胸に残る幸福な手紙、心に響いた言葉などを、社会部員とともに次々に紹介した。

私自身も編集長として筆を執り、編集作業にあたっていたのだが、社会部員の山下昌一記者が執筆した二〇〇一年七月七日の原稿を部長席で読んでいて、目頭が熱くなるのを感じた。

筒井夫婦の話だった。こんなことが本当にあるのかと驚いて、もう一度読んだ。四百字詰め原稿用紙にして三枚に満たない短い原稿だが、今度は涙が溢れてきた。

それから筒井夫婦との付き合いが始まり、月刊文藝春秋の連載「後列のひと」の二〇一九年六月号と七月号で取り上げた。それが東宝・ＷＯＷＯＷによる映画

「ディア・ファミリー」の製作につながっている。

本の刊行までにはさらに五年近い日々を要した。それは私の力不足と個人的な事情から、佳美《よしみ》さんの全人生になかなか迫ることができなかったためだ。

筒井氏が二女佳美さんの結婚話を初めて漏らしたのが二〇二一年である。それから改めて、長女の奈美さんや三女の寿美さん、龍谷大学教授の松尾秀哉氏、神田勝己、恵子夫婦らを尋ね回った。

それらの証言から、清楚な佳美さんが頑固で、茶目っ気たっぷりの甘党で、野球ファンで、時には癇癪玉を破裂させたり、恋のキューピッド役を演じたりする、健康な魂の女性であることを知った。そして、苦しい闘病人生のなかで、仲間に見守られながら、仄かな慕情を育てていたこともわかってきた。

私は純粋に感動した。

「アトムみたいにさ、そういう鉄の心臓をさ、誰かに作ってもらって、絶対に一緒に生きようね」

奈美さんがそんな風に佳美さんを励ましたと聞いて涙が止まらず、寿美さんの言葉にハンカチで目を拭った。

「父が手術室の前で主治医の先生に出来上がったばかりのカテーテルを渡しているのを見ていて、嬉しさの反面、父たちは本当は人工心臓を渡したかったんだろうな、と思いました」と彼女は言ったのである。

何としてもこの記録を一冊の本に書き残したいと、強く思った。

本編では、敬称を省略させていただいたうえで、原則として実名を掲載している。筒井夫婦を中心にインタビューを繰り返して、会話の復元を試みた。個人の感情に踏み込んだところがあり、人によって見解が異なる場合もあったが、精査のうえ、多くは筒井氏や家族の視点に立って描いている。

例えば、筒井氏が開発しようとしたＩＡＢＰカテーテルについて、筒井氏は東京女子医科大学名誉教授の小柳仁氏が、当初はそれに反対した、と指摘している。これに対し、小柳氏は私のインタビューに、「実現可能な医療機器として、とりあえずはＩＡＢＰだと思った。アイデアも私が出した」と証言している。

文中に記した書籍、文献以外にも、▽『「細胞シート」の奇跡』（岡野光夫・祥伝社）▽『神への挑戦』（河口栄二・時事通信社）▽『生と死の現場から問う　君たちはどう生きるのか』（新潮社）を始めとする小柳氏の著書▽岡野光夫・東京女子医科大学先端生命医科学研究所特任顧問を巡る東洋経済オンライン記事▽片岡一則・川崎市産業振興財団ナノ医療イノベーションセンター長を巡るNHKニュースウェブ記事▽渥美和彦氏×山田英生氏対談（山田養蜂場健康科学研究所情報サイト）などを参考にさせていただいた。

取材にあたって、岡野氏や小柳氏、昭和大学病院の富田英《ひでし》・小児循環器・成人先天性心疾患センター長、開業医である吉岡行雄氏ら、多くの方々にご協力いただいた。

死後三十三年、佳美さんの周りには、命日や月命日に祈りを捧げる友人たちがたくさんいる。彼女は優しい人々の記憶のなかにいまも在る。

そうした友人を含め、本書に名前を記すことができなかった方々にも、ここで改めて御礼を申し上げたい。

二〇二四年一月

清武英利

この作品は文春文庫のために書き下ろされたものです。
ＤＴＰ制作　ラッシュ

文春文庫

アトムの心臓《しんぞう》

定価はカバーに
表示してあります

「ディア・ファミリー」23年間《ねんかん》の記録《きろく》

2024年4月10日　第1刷

著　者　清《きよ》武《たけ》英《ひで》利《とし》
発行者　大沼貴之
発行所　株式会社 文藝春秋

東京都千代田区紀尾井町3-23　〒102-8008
TEL　03・3265・1211㈹
文藝春秋ホームページ　http://www.bunshun.co.jp

落丁、乱丁本は、お手数ですが小社製作部宛お送り下さい。送料小社負担でお取替致します。

印刷・TOPPAN　製本・加藤製本

Printed in Japan
ISBN978-4-16-792200-9

（　）内は解説者。品切の節はご容赦下さい。

川村元気
理系。
世界を救うのは理系だ。川村元気が最先端の理系人15人と語った未来のサバイブ術！　これから、世界は、人間は、どう変わるのか？　危機の先にある、大きなチャンスをどう摑むのか？
か-75-4

海部陽介
日本人はどこから来たのか？
遠く長い旅の末、人類は海を渡って日本列島にやって来た。徹底的な遺跡データ収集とDNA解析、そして古代の丸木舟を再現した航海実験から、明らかになる日本人の足跡、最新研究。
か-77-1

河合香織
選べなかった命
出生前診断の誤診で生まれた子
その女性は出生前診断で「異常なし」と診断されて子供を産んだが、実は誤診でダウン症児だと告げられる。三カ月半後、乳児は亡くなった。女性は医師を提訴するが――。（梯　久美子）
か-83-1

木村盛武
慟哭の谷
北海道三毛別・史上最悪のヒグマ襲撃事件
大正四年、北海道苫前村の開拓地に突如現れた巨大なヒグマは次々と住民たちを襲う。生存者による貴重な証言で史上最悪の獣害事件の全貌を描く戦慄のノンフィクション！（増田俊也）
き-40-1

清原和博
清原和博　告白
栄光と転落。薬物依存、鬱病との闘いの日々。怪物の名をほしいままにした甲子園の英雄はなぜ覚醒剤という悪魔の手に堕ちたのか。執行猶予中1年間に亘り全てを明かした魂の「告白」。
き-48-1

倉嶋　厚
やまない雨はない
妻の死、うつ病、それから…
伴侶の死に生きる気力をなくした私は、マンションの屋上から飛び下り自殺をはかった……。精神科に入院、ようやく回復するまでの嵐の日々を、元NHKお天気キャスターが率直に綴る。
く-23-1

草薙厚子
少年A　矯正2500日全記録
神戸児童連続殺傷事件から七年、「少年A」がついに仮退院した。医療少年院で行われた極秘の贖罪教育・矯正教育について初めて明かす「少年A更生プロジェクト」の全容。（有田芳生）
く-26-1

児玉　博
堤清二　罪と業
最後の「告白」

セゾングループ総帥だった堤清二が人生の最晩年に語った言葉は、堤家崩壊の歴史であると同時に、家族への怨念と執着と愛の物語であった。小川洋子氏激賞の大宅賞受賞作。（糸井重里）

こ-46-1

沢木耕太郎
テロルの決算

十七歳のテロリストは舞台へ駆け上がり、冷たい刃を老政治家にむけた。大宅壮一ノンフィクション賞受賞の傑作を、初版から三十年後、終止符とも言える「あとがき」を加え新装刊行。

さ-2-14

沢木耕太郎
キャパの十字架

史上もっとも高名な報道写真、「崩れ落ちる兵士」。だが、この写真には数多くの謎が残された。キャパの足跡を追ううちに、明らかになる衝撃の真実とは。司馬遼太郎賞受賞。（逢坂　剛）

さ-2-19

沢木耕太郎
敗れざる者たち

クレイになれなかった男・消えた三塁手・自ら命を断ったマラソンの星——勝負の世界に青春を賭け、燃え尽きていった者たちを描く、スポーツノンフィクションの金字塔。（北野新太）

さ-2-21

佐々淳行
平時の指揮官　有事の指揮官
あなたは部下に見られている

バブル崩壊以後、国の内外に難問を抱え混乱がいまだ続く日本の状態はまさに〝有事〟である。本書は平和ボケした経営者や管理職に向け、有事における危機対処法を平易に著わした。

さ-22-6

佐々淳行
私を通りすぎた政治家たち

吉田茂、岸信介、田中角栄、小泉純一郎、小沢一郎、不破哲三、そして安倍晋三。左右を問わず切り捨て御免、初公開の「佐々メモ」による恐怖の政治家閻魔帳。（石井英夫）

さ-22-19

佐々淳行
亡国スパイ秘録

日本の危機管理を創った著者がゾルゲ事件から瀬島龍三まで「佐々メモ」をもとに語るスパイ捜査秘録。各国のハニートラップ術や自身が受けたＦＢＩでの諜報訓練も明かす。（伊藤　隆）

さ-22-21

（　）内は解説者。品切の節はご容赦下さい。

坂本敏夫
元刑務官が明かす　死刑のすべて
起案書に三十以上もの印鑑が押され、最後に法務大臣が執行命令をくだす日本の死刑制度。死刑囚の素顔や日常生活、執行の瞬間……全てを見てきた著者だからこそ語れる、死刑の真実！
さ-44-1

佐々木健一
Mr.トルネード
藤田哲也　航空事故を激減させた男
1975年NYで起きた航空機墜落事故。誰も解明できなかった事故原因を突き止めたのが天才科学者・藤田哲也。敗戦からアメリカへわたった彼の数奇な運命とは？　（元村有希子）
さ-69-2

「少年A」の父母
「少年A」この子を生んで……
父と母　悔恨の手記
十四歳の息子が、神戸連続児童殺傷事件の犯人「少年A」だったとは！　十四年にわたるAとの暮し、事件前後の家族の姿、心情を、両親が悔恨の涙とともに綴った衝撃のベストセラー。
し-37-1

新保信長
字が汚い！
自分の字の汚さに今更ながら愕然とした著者が古今東西の悪筆を調べまくった世界初、ヘタ字をめぐる右往左往ルポ！　果たして、50年以上ヘタだった字は上手くなるのか？　（北尾トロ）
し-68-1

鈴木智彦
ヤクザと原発
福島第一潜入記
暴力団専門ライターが、福島第一原発にジャーナリストでは初めて作業員として潜入。高濃度汚染区域という修羅場を密着レポートし、原発利権で暴利をむさぼるヤクザの実態も明かす。
す-19-1

須田桃子
合成生物学の衝撃
生命の設計図ゲノムを自在に改変し、人工生命体を作り出す――。ノーベル化学賞受賞のゲノム編集技術や新型コロナワクチン開発、軍事転用。最先端科学の光と影に迫る。（伊与原　新）
す-24-2

鈴木忠平
清原和博への告白
甲子園13本塁打の真実
清原和博、甲子園での十三本塁打。あの怪物との勝負は、打たれた投手たちに鮮烈な記憶を残し、後の人生をも左右した。三十年の時を経てライバルたちが語るあの時。　（中村順司）
す-25-1

瀬戸内寂聴
源氏物語の女君たち
紫式部がいちばん気合を入れて書いたヒロインはだれ？　物語に登場する魅惑の女君たちを、ストーリーを追いながら徹底解説。寂聴流、世界一わかりやすくて面白い源氏物語の入門書。
せ-1-22

高木俊朗
インパール
太平洋戦争で最も無謀だったインパール作戦の実相とは。徒に死んでいった人間の無念。本書が、敗戦後、部下に責任転嫁、事実を歪曲した軍司令官・牟田口廉也批判の口火を切った。
た-2-11

高木俊朗
抗命　インパール2
コヒマ攻略を命じられた烈第三十一師団長・佐藤幸徳中将は、将兵の生命こそ至上であるとして、軍上層部の無謀な命令に従わず、師団長を解任される。「インパール」第二弾。
た-2-12

高木俊朗
全滅・憤死　インパール3
インパール盆地の湿地帯に投入された戦車支隊の悲劇を描く「全滅」。〝祭〟第十五師団長と参謀長の痛憤を描く「憤死」。戦記文学の名著、新装版刊行にあたり、二作を一冊に。
た-2-13

立花　隆
臨死体験　（上下）
まばゆい光、暗いトンネル、そして亡き人々との再会――人が死に臨んで見るという光景は、本当に「死後の世界」なのか、それとも幻か。人類最大の謎に挑み、話題を呼んだ渾身の大著。
た-5-9

立花　隆
天皇と東大Ⅰ　大日本帝国の誕生
日本近現代史の最大の役者は天皇であり、その中心舞台は東大だった――。長い鎖国の時代が終わり、日本という近代国家がどのように作られ、どのように現代につながるかを描く。
た-5-19

立花　隆・NHKスペシャル取材班
がん　生と死の謎に挑む
日本人の二人に一人が罹患する「人類最大の敵」がん。その本質に真正面から挑み、圧倒的な情報量で大きな話題を呼んだ〈NHKスペシャル〉の精髄を収録。がん研究の最先端を鳥瞰する。
た-5-23

（　）内は解説者。品切の節はご容赦下さい。

田宮俊作
伝説のプラモ屋
田宮模型をつくった人々
自他共に許す世界最大のプラモデルメーカーの社長が語る、とっておきのプラモデル開発秘話。CIAからカルロス・ゴーンまで、タミヤを取り巻く人々はキットに負けず劣らず個性的。
た-45-2

高尾昌司
刑事たちの挽歌〈増補改訂版〉
警視庁捜査一課「ルーシー事件」
真犯人を追い詰めた捜査一課の刑事たちが実名で証言。映像化に伴う追加取材によって、異色の山代班が敢行した秘密捜査の内幕を初めて明かす。彼らなくして事件は解決できなかった。
た-89-2

戸塚洋二
立花　隆　編
がんと闘った科学者の記録
ノーベル賞確実と言われた物理学者が、がんで余命数ヶ月と宣告されてから死の直前までの一年弱、自らの治療経過を克明に考察した記録。立花隆氏の前書、対談も収録。　（垣添忠生）
と-25-1

中野京子
名画の謎
ギリシャ神話篇
古典絵画はエンターテインメント！「名画の謎」シリーズ、文庫化の第一弾は、西洋絵画鑑賞には避けて通れない「ギリシャ神話」がテーマ。絵の中の神々の物語を読み解きます。（森村泰昌）
な-58-3

中野京子
名画の謎
旧約・新約聖書篇
矛盾があるからこそ名画は面白い！「創世記」からイエスの生涯、『最後の審判』などのキリスト教絵画を平易かつ魅力的に解説。驚きと教養に満ちたシリーズ第二弾。　（野口悠紀雄）
な-58-4

野口美惠
羽生結弦 王者のメソッド
日本男子フィギュア初の五輪金メダル、世界記録更新——「僕はレジェンドになりたい」という少年が〝絶対王者〟に至るまでの軌跡、更なる高みに挑む姿を、本人の肉声とともに描く。
の-22-1

秦　新二・成田睦子
フェルメール最後の真実
世界に37点しかないフェルメール作品。それを動かすのは「フェルメール・マン」と呼ばれる国際シンジケートの男たち。美術展の裏側をリアルに描くドキュメント。全作品カラーで掲載。
は-15-2

畠山重篤
森は海の恋人
ダム開発と森林破壊で沿岸の海の荒廃が急速に進んだ一九八〇年代、おいしい牡蠣を育てるために一人の漁民が山に木を植え始めた。森と海の真のつながりを知る感動の書。　（川勝平太）
は-24-2

原　武史
松本清張の「遺言」
『昭和史発掘』『神々の乱心』を読み解く
厖大な未発表資料と綿密な取材を基に、昭和初期の埋もれた事実に光を当てた代表作『昭和史発掘』と、宮中と新興宗教に斬り込む未完の遺作『神々の乱心』を読み解く。
は-53-1

船曳由美
一〇〇年前の女の子
明治の終わりに栃木県の小さな村に生れた寺崎テイ。生後一カ月で実母と引き離され、百年を母恋いと故郷への想いで生きた――。鮮やかなテイの記憶が綴る日本の原風景。　（中島京子）
ふ-43-1

星野博美
転がる香港に苔は生えない
中国返還直前の香港。街の安アパートに暮らす著者が、夢を見続けることをやめない香港の人々の素顔を追った、二年間の記録。第三十二回大宅壮一ノンフィクション賞受賞作。

ほ-11-2

星野博美
コンニャク屋漂流記
先祖は江戸時代、紀州から房総半島へ渡った漁師で、屋号はなぜか「コンニャク屋」!?　ルーツを探して右往左往、時空を超えた珍道中が始まる。読売文学賞、いける本大賞受賞作。（野崎　歓）
ほ-11-5

堀川惠子
原爆供養塔
忘れられた遺骨の70年
原爆供養塔をいつも清掃していた佐伯敏子は、なぜ守り人となったのか。また、供養塔の遺骨は名前や住所が判明していながら、なぜ無縁仏なのか。大宅賞受賞作の名著。　（平松洋子）
ほ-24-1

万城目　学・門井慶喜
ぼくらの近代建築デラックス！
近代建築をこよなく愛する人気作家二人が、大阪綿業会館から築地本願寺まで、大阪・京都・神戸・横浜・東京の名建築を訪ね歩きその魅力を語りつくしたルポ対談集。建物好き必携。

ま-24-3